AF593085

DE LA FLUXION

OU

CONGESTION PULMONAIRE

SIMPLE

CHEZ LES ENFANTS

PAR

LE DR HIRNE

Ancien interne des hôpitaux de Paris, etc., etc.

PARIS

IMPRIMERIE BADOUREAU, PONSOT SUCCESSEUR

17, RUE BOUCHARDON, 17

—

1876

DE LA FLUXION

OU

CONGESTION PULMONAIRE

SIMPLE

CHEZ LES ENFANTS

PAR

LE Dr HIRNE

Ancien interne des hôpitaux de Paris, etc., etc.

PARIS

IMPRIMERIE BADOUREAU, PONSOT SUCCESSEUR

17, RUE BOUCHARDON, 17

1876

COURBE DE LA TEMPÉRATURE
DANS LA
FLUXION PULMONAIRE

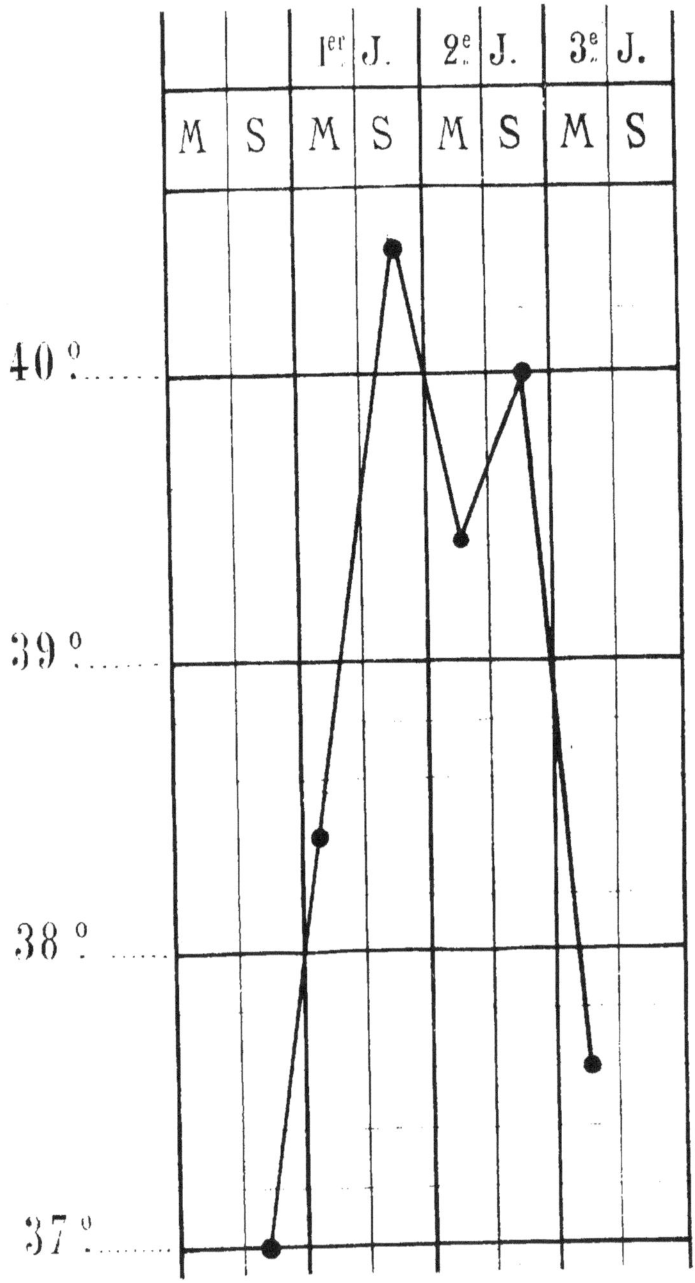

		1er J.		2e J.		3e J.	
M	S	M	S	M	S	M	S

40°
39°
38°
37°

DE LA FLUXION

OU

CONGESTION PULMONAIRE SIMPLE

CHEZ LES ENFANTS

INTRODUCTION

Faire l'étude complète de la congestion pulmonaire dans l'enfance est un travail de longue haleine et qui nécessite une trop vaste expérience de la clinique et des maladies du jeune âge en particulier pour que nous osions y prétendre. Aussi nous limiterons notre sujet, désireux seulement de démontrer l'existence, chez les enfants, de la congestion pulmonaire comme maladie ayant une marche et des caractères spécifiques. Les excellents enseignements et les observations de notre maître, M. le docteur Bergeron, nous auront rendu la tâche plus facile.

Vous examinez un enfant qui, le matin même, sans cause apparente, ou sous l'influence d'un refroidissement subit, mais au milieu de la meilleure santé, a été pris tout à coup de vomissements, de fièvre, point de côté, etc. La fièvre est vive, la respiration anxieuse, pénible, les pommettes colorées : tout en un mot concourt pour attirer votre attention du côté des organes respiratoires. Une auscultation attentive vous fait découvrir à la base de la poitrine, ou vers la racine des bronches, un souffle très-doux mais aussi très-net ; plus de doute l'enfant est sous le coup d'une pneumonie qui, fort probablement, va évoluer en ses sept jours. Le lendemain ou le soir même, vous constatez que ce souffle si évident le matin a disparu, ou s'entend en un point tout opposé. Dans vingt-quatre, trente-six, quarante-huit heures, la fièvre sera tombée, et des signes physiques il ne restera plus rien, ou peut-être un peu de rudesse de la respiration là ou hier existait le souffle. Est-il possible d'admettre que nous ayions eu là une pneumonie? Qu'en un aussi court espace de temps le tissu pulmonaire se soit enflammé en des points différents, et l'inflammation se soit résolue aussi vite? Evidemment non ! Une marche aussi rapide, une mobilité aussi grande dans les signes physiques ne peuvent s'accommoder qu'à l'idée d'une fluxion, d'une congestion pulmonaire. Nous ne pouvons mieux comparer cet état du poumon qu'à la maladie décrite sous le nom d'oreillons; non pour les rapprocher sous le rapport de la pathogénie, ni établir aucun lien de relations entre elles, mais au point de vue seulement de leur évolution. Avec une fièvre vive, vous voyez apparaitre à l'une des régions parotidiennes un gonflement souvent énorme, douloureux, accompagné de rougeur de la peau, et tel en un mot que, n'était le début, la marche ultérieure de la maladie, vous penseriez infailliblement à une parotidite. Le lendemain, la scène a changé : ce qui était à gauche, vous l'observez à droite ; et sans plus de dommage pour le malade, en peu de temps, tous ces symptômes si alarmants auront disparu.

Vous direz alors fluxion et non inflammation, bien qu'au début, celle-ci soit en tout assimilable à celle-là ; qu'en un mot l'inflammation débute par la fluxion.

La mobilité dans les signes physiques a donc, pour établir l'existence de cette entité morbide, la fluxion pulmonaire, une valeur de première importance. Aussi est-ce l'argument le plus puissant que nous puissions présenter pour convaincre de son existence ; car il est des cas où les symptômes du début ont été tels que n'était cette mobilité et d'autres considérations que nous aurons à apprécier plus tard, on pourrait ne voir dans la maladie qu'une pneumonie au premier degré enrayée dans sa marche par un traitement approprié, ou terminée comme on disait autrefois, par délitescence.

Supposons un enfant qui, avec les symptômes généraux, présente des signes pulmonaires analogues à la pneumonie au début, par exemple : faiblesse du murmure vésiculaire en un point, râles crépitants au voisinage, etc. Si la fièvre tombe, que les signes constatés disparaissent en un ou deux jours, aurons-nous là une fluxion pulmonaire ou une pneumonie au début qui n'aura pas passé à l'hépatisation? Si telle se présentait la fluxion pulmonaire, il faut avouer que la distinction serait impossible; mais si ces signes disparaissent rapidement tandis que d'autres s'entendent en un point opposé du poumon ou dans l'autre poumon, la pneumonie ne sera plus admissible, car une telle marche ne fut jamais le propre des inflammations.

D'autre part, un malade atteint d'une maladie aiguë, telle que fièvre typhoïde ou scarlatine (Obs. XII), par exemple, présente tout à coup, sans prodromes, mais ordinairement avec une élévation de température considérable tous les signes que l'on pourrait rapporter à la pneumonie : souffle doux, retentissement vocal etc., et vingt-quatre, trente-six heures après, ce souffle n'existe plus, ou l'on entend des bruits analogues du côté opposé ou en tout autre point de la poitrine. Sera-ce encore une pneumonie? Cela est impossible à admettre. Et en effet, dans les cas rares ou l'enfant a succombé, soit à la maladie principale, soit à la congestion, comme il est arrivé au malade qui fait l'objet de l'observation précitée, on n'a trouvé à l'autopsie, malgré la présence de ces signes jusqu'au moment de la mort, que des lésions de congestion.

Ces considérations préliminaires que nous avons cru nécessaires pour donner, avant d'entrer en matière, quelque idée générale sur le sujet, nous amènent à faire dès maintenant une grande division.

1° *La fluxion pulmonaire* existe comme *maladie*, ayant ses symptômes, sa marche, sa terminaison, etc.

2° La fluxion pulmonaire existe d'autre part comme complication d'un grand nombre de maladies; elle a alors des allures différentes de la première.

3° Elle est concomitante à d'autres maladies; c'est-à-dire qu'elle existe comme élément, je dirai presque nécessaire, tout au moins fréquent des affections pulmonaires aigues ou chroniques.

La *première* seule nous occupera ici.

DÉFINITION

Le mot *fluxion* nous a paru préférable à celui de congestion ou hypérémie, malgré le peu de différence anatomique, parceque ce mot fait naître plus que les autres l'idée d'une maladie aigue, accompagnée de fièvre etc., en un mot d'une réaction plus ou moins vive de l'organisme.

C'est une maladie caractérisée anatomiquement par une hypérémie pulmonaire, et cliniquement par un début brusque, une marche rapide et des symptômes fonctionnels ou des signes physiques qui la font sûrement reconnaître.

HISTORIQUE

L'histoire de cette maladie nous arrêtera peu de temps. Complétement inconnue avant les recherches de MM Woillez (1) et E. Bourgeois (2), au moins comme maladie indépendante, on n'en trouve mention dans les auteurs que d'une façon incidente, et le plus ordinairement au point de vue de l'anatomie pathologique. D'ailleurs nous ne pourrions mieux faire, pour l'historique de cette question, que M. Woillez. Il suffit de rappeler les

(1) Woillez. *Traité des maladies des voies respiratoires.*

(2) Ernest Bourgeois. Thèse inaug. *De la congestion pulmonaire simple.* Paris. 1870.

travaux d'Andral (1) dans ses traités d'anatomie pathologique et de clinique médicale ; l'article *congestion* du dictionnaire de médecine et chirurgie pratiques (1830) ; le mémoire de Hourmann et Dechambre (2) ; de Devergie (3), signalant le premier la congestion pulmonaire comme cause de mort subite ; enfin, de Fournet (4), Lebert (5) (de Nogent), Dubois (6), Legendre et Bailly (7), Barthez et Rilliet (8), de Bouchut (9) qui traite de la congestion chronique.

Pour ce qui est de la maladie considérée chez les enfants, nos recherches ont été infructueuses pour trouver, dans les auteurs cités plus haut, quelque étude, même incomplète sur le sujet. Seul M. Bouchut décrit la congestion pulmonaire chronique, et la signale comme conséquence possible de la congestion aiguë, mais il ne décrit pas cette dernière.

FRÉQUENCE

Cette maladie est très-fréquente, et cependant le

(1) ANDRAL. *Traité d'anatomie pathologique*, 1829. t. I, et *Traité de clinique médicale*, 1829, t. I.

(2) HOURMANN ET DECHAMBRE. *Archives générales de médecine*, 1835-36.

(3) DEVERGIE. *Traité de médecine légale*, 1836.

(4) FOURNET. *Recherches cliniques sur l'auscultation*, 1839.

(5) LEBERT (de Nogent). *Archiv. gén. de méd.* 1838.

(6) DUBOIS. *Préleçons de pathologie expérimentale*, 1841.

(7) LEGENDRE ET BAILLY. *Archiv. gén. de méd.* 1844.

(8) BARTHEZ ET RILLIET. *Traité des maladies des enfants*.

(9) BOUCHUT. *Traité pratique des maladies des nouveau-nés*.

nombre des observations que nous avons pu recueillir en un espace de trois années, est relativement restreint ; c'est qu'en raison même du peu de durée de la fluxion, les enfants sont amenés à la consultation lorsque déjà les accidents ont disparu, et n'entrent pas à l'hôpital.

Aussi, ce n'a été en général que chez les enfants qui ont contracté la maladie dans nos salles, que nous avons pu en observer le début et l'évolution complète.

Sexe. — Plus fréquemment les filles ont été atteintes que les garçons ; c'est-à-dire que sur vingt-neuf malades affectés de fluxion pulmonaire nous avons eu onze filles et huit garçons. Mais comme en raison de la plus grande facilité de l'examen et pour d'autres causes, notre étude a plus volontiers porté sur les garçons, il est possible que quelques cas de congestion nous aient échappé chez les premières, et la différence en devient plus grande encore.

Néanmoins il est impossible de conclure absolument d'un aussi petit nombre de faits, d'autant que les conditions hygiéniques plus mauvaises l'hiver dernier, par suite de l'insuffisance du chauffage dans la salle des filles pourrait bien être pour quelque chose dans cette plus grande fréquence de la maladie chez les filles.

Quant à *l'influence saisonnière*, elle est des plus évidentes. Au printemps, c'est-à-dire pendant les mois de mars, avril et mai, nous avons eu six cas seulement, tandis que dans les deux seuls mois de juin et de juillet qui, l'année dernière, ont été exceptionnellement défavorables par les pluies, et la température peu élevée, dix enfants ont été frappés, et en même temps que les fluxions pulmonaires augmentaient de fréquence, les pneumonies étaient plus nombreuses elles-mêmes. De sorte qu'il est permis de conclure par induction, ne pouvant le faire par nos chiffres, qu'au point de vue des saisons, la fluxion pulmonaire suit dans sa marche celle de la pneumonie.

Age. — Rare à l'âge de deux ans, elle s'est montrée avec une fréquence à peu près égale depuis la troisième jusqu'à la dixième année, pour redevenir plus rare de dix à quinze ans. C'est surtout à ces deux âges trois et dix ans que le chiffre en est le plus élevé.

Ainsi à	3 ans.	5.
	4 id.	2.
	5 id.	3.
	6 id.	2.
	9 id.	2.
	10 id.	6.

Constitution, tempérament. — Tous les enfants sans distinction de constitution, tempérament, bonne ou mauvaise santé habituelle peuvent en être atteints. Sur vingt-trois malades observés on a noté que sept étaient d'une bonne santé habituelle ; onze autres devaient être d'une constitution et d'un tempérament médiocres ; sur les cinq restant, deux étaient sujets à de fréquentes bronchites ; un troisième soumis à une hygiène très-mauvaise ; le quatrième était atteint d'une affection chronique du foie qui l'avait profondément débilité et la cinquième assez bien portante, était affectée d'une cyanose des extrémités.

En résumé, les enfants bien portants sont de beaucoup les plus nombreux. Il faut ajouter néanmoins que ces enfants, étant pour la plupart soumis à des conditions hygiéniques déplorables, cet état peut entrer pour quelque chose dans la fréquence de la maladie. Il serait intéressant de pouvoir comparer la clinique nosocomiale à la pratique de la ville.

ÉTIOLOGIE

Si la recherche des causes des maladies chez les adultes est une chose déjà bien difficile, combien plus pénible encore est-elle pour les enfants. Ils ne savent ou ne peuvent le plus généralement rendre compte de leurs sensations; et comme ils sont, d'une autre part, soumis à une surveillance plus qu'incomplète, et très-mal observés, il est la plupart du temps impossible de savoir à quelle influence fâcheuse on peut rapporter l'existence de la maladie.

Parmi **les causes prédisposantes,** on doit certainement compter pour beaucoup la mauvaise nourriture, l'insuffisance de l'aération, l'habitation dans des milieux humides ou confinés, et malheureusement les mauvais traitements; conditions auquels sont soumis le plus grand nombre des enfants qu'il nous est donné d'observer à l'hôpital. Mais jusqu'à quel point ces mauvaises conditions générales peuvent-elles entrer en ligne de compte? c'est ce qu'il nous est impossible de dire. Il faudrait en effet savoir, comme nous l'avons dit plus haut, si les enfants qui vivent dans un milieu différent et jouissent d'un bien-être moral et matériel sont aussi souvent que les autres atteints par la maladie; nous ne le croyons pas, mais ne pouvons affirmer davantage.

Un certain nombre de *maladies* paraissent à l'égard de la fluxion pulmonaire, jouer le rôle de cause prédisposante : c'est la rougeole, par exemple, et plus ordinairement la bronchite.

Sur vingt-quatre malades : quatre, sans être en rien tuberculeux, étaient sujets à des bronchites fréquentes et revenant pour la moindre cause ; un cinquième toussait depuis huit jours ; 6° tel autre était sur le point de guérir d'une bronchite ; 7° et 8° de deux autres, l'un avait eu récemment, le second avait encore la même maladie. Deux fois elle survint chez des enfants malades déjà depuis quinze jours ou trois semaines. La scarlatine l'avait précédée dans un cas, mais remontant à une époque plus ou moins éloignée et ne pouvant pas être considérée comme cause prédisposante. Elle survint une fois chez une enfant affectée de cyanose des extrémités; une autre fois chez un jeune garçon affaibli par une affection chronique du foie.

En résumé, sur vingt-deux malades, treize avaient subi l'atteinte de maladies diverses dont la plus fréquente de beaucoup est la bronchite aiguë, rarement chronique.

Pour les **causes occasionnelles**, les observations sont muettes à cet égard. C'est à tel point que sur vingt-quatre malades, la cause peut être appréciée deux fois seulement. L'un de ces enfants fût pris, à la suite d'un bain, d'un violent point de côté; le second ne se réchauffa pas d'une douche qu'il venait de prendre, et le début suivit de quelques heures ce refroidissement. L'absence de renseignements de la part des enfants, le peu de soin avec lequel les parents les observent expliquent facilement cette lacune dans l'histoire de la fluxion pulmonaire.

SYMPTOMATOLOGIE

Tout à coup, au milieu de la meilleure santé, ou bien à la suite d'une bronchite légère, l'enfant est pris d'un point de côté, ou, s'il est tout jeune, accuse une douleur de ventre. Des vomissements surviennent, de la courbature, rarement un frisson, et exceptionnellement des convulsions ou du délire. La fièvre s'allume; la température monte rapidement et parfois à un aussi haut degré qu'au début de la scarlatine; le pouls est plein, fort, fréquent; la face vultueuse, l'une, l'autre, ou les deux pommettes se colorent. La respiration est fréquente, pénible, interrompue, entrecoupée, ou a type expiratoire et telle, en un mot, qu'elle exprime la douleur éprouvée par l'enfant; et c'est ordinairement, chez celui de deux à quatre ans, le seul signe auquel on reconnaisse qu'il existe une douleur thoracique, un point de côté. L'auscultation permet dès maintenant à l'aide de la percussion, de constater l'existence de la fluxion pulmonaire. C'est à l'une ou l'autre base, avec ou sans diminution du son, que vous allez trouver une faiblesse très-notable du murmure vésiculaire. Le soir même sans que la fièvre ait diminué, sans aucun changement notable dans les signes physiques, la respiration a cessé d'être obscure aux bases ; un souffle bronchique est entendu vers l'un ou l'autre des sommets ; le son est tympanique sous l'une ou l'autre des clavicules, etc. Le lendemain la fièvre persiste, il y a souvent une rémission assez accusée, d'un degré, un degré et demi, ce que l'on n'observe pas dans la pneumonie; et les signes physiques ont varié ou sont restés stationnaires. Enfin, après trente-six, quarante-huit heures au plus de cet état, la fièvre tombe brusquement, et la température met à s'abaisser le même temps qu'elle a employé à monter. L'appétit est revenu, la douleur a communément disparu ; les signes physiques seuls persistent jusqu'au quatrième, cinquième jour et même davantage.

Telles sont à grands traits les allures de la fluxion pulmonaire. Nous renvoyons à l'observation n° I qui est celle d'un enfant que nous avons pu observer dès le début, et jusqu'à la guérison complète, la maladie ayant été contractée dans le service même. Elle présente la marche la plus typique, la plus classique, si nous pouvons nous exprimer ainsi, de la congestion pulmonaire.

Étudions maintenant chacun des symptômes.

SYMPTOMES EN PARTICULIER

Symptômes rationnels. *Point de côté.* — De tous les symptômes du début, le point de côté est de beaucoup le plus fréquent. Et si nous tenons compte de ce fait, que, dans un bon nombre d'observations (six ou sept environ) les renseignements sur le début ont été nuls ou incomplets; que d'autre part, jusqu'à cinq ans, les enfants ne se plaignent pas de leur douleurs, ou la rapportent à toute autre région (huit enfants de deux à cinq ans), nous pouvons conclure à l'extrême fréquence de la douleur de côté dans la fluxion pulmonaire; car sur vingt-quatre malades neuf ont éprouvé la douleur.

Dans cinq cas elle a siégé à gauche sans préciser exactement le point douloureux, sauf en une observation où elle existe circonscrite à la région précordiale. Une seule fois cette douleur avait son siége au niveau de l'angle inférieur de l'omoplate gauche (Observation II). D'une intensité assez grande en général; elle est notée très-vive une seule fois (Observation I). Elle concourt plus encore que l'oppression véritable, à rendre la respiration pénible; et, nous l'avons dit, c'est par le trouble qui en résulte dans le rythme respiratoire que chez le jeune enfant on la reconnait. *La douleur abdominale* est une douleur dont les jeunes enfants atteints de fluxion pulmonaire se plaignent quelquefois; elle a été notée dans *quatre cas* seulement. Elle est en général vaguement indiquée par les petits malades, sans siége précis, sauf en un cas, où la pression au niveau des dernières fausses côtes gauches l'exaspérait; de sorte qu'il est impossible d'en chercher une explication physiologique.

Le frisson est rare, puisque deux fois seulement il a été observé. Il n'a présenté rien de particulier; il a seulement consisté dans un cas en frissons erratiques répétés (Observations III et IV).

Le délire s'est présenté une seule fois (Observation II) avec des cauchemars, une agitation extrême dans la nuit : ce n'était que du délire de parole.

Les convulsions n'ont existé que chez une enfant de trois ans (Observation V).

La céphalalgie n'est notée que dans sept cas; mais elle est certainement plus fréquente; car les jeunes enfants ne se plaignent guère de douleurs de tête que lorsqu'elle sont très-violentes, comme dans la méningite, par exemple. Autrement elle passe inaperçue, car dans le plus grand nombre de ces sept cas la céphalalgie a été modérée. Une fois seulement, au dire des parents, elle a été violente (Observation VI); une autre fois elle est notée céphalalgie frontale vive. On voit par là que son siége n'a pas été spécifié, sinon dans ce seul cas.

Les vomissements sont, après le point de côté, le symptôme du début le plus fréquent, soit huit fois sur vingt-quatre. Ils ont été dans la plupart des cas simples, probablement alimentaires et uniques. Dans deux cas seulement on a noté les vomissements bilieux; chez l'un de ces malades, ils se sont produits trois fois dans la journée (Observation VIII).

La diarrhée a été aussi fréquente que la constipation ; mais dans le plus grand nombre des observations (seize) les selles ont été notées régulières, ou n'ont pas été observées. D'où il résulte que, si dans la pneumonie la constipation est la règle, il n'en est plus de même dans la congestion.

De tous ces symptômes du début, seuls la céphalalgie, le point de côté ou la douleur abdominale, la constipation ou la diarrhée persistent et durent autant que la maladie. Ainsi, dans un cas (Obs. I), le point de côté n'a disparu que le troisième jour ; dans les autres observations on n'a point noté le jour où il a cessé. J'en dirai autant de la perte d'appétit qui ne cesse qu'au moment où tombe la fièvre.

Nous n'avons parlé ni de la *dyspnée*, ni de la *fièvre ;* parce que la première n'a manqué que rarement, et la deuxième n'a pas fait défaut. Il en est de même pour la toux.

Troubles respiratoires. — C'est ici le lieu de nous arrêter sur les *troubles de la respiration*, qui mettent le plus ordinairement sur la voie du diagnostic.

On peut dire que dans tous les cas la respiration est *accélérée ;* le nombre des inspirations atteint même un chiffre très-élevé. Sur vingt-trois malades, dix-huit fois ce chiffre a été noté, et il a atteint le nombre extrême de quatre-vingt-douze inspirations par minute chez un enfant de trois ans, de soixante chez un autre de cinq ans et demi, soixante-deux chez un troisième de treize ans. Mais dans aucun de ces dix-huit cas, la respiration n'a manqué d'être plus ou moins fréquente.

Très-souvent aussi elle est *dyspnéique*, c'est-à-dire qu'elle indique surtout une douleur plus ou moins vive, ou une grande difficulté à faire pénétrer l'air jusque dans les vésicules pulmonaires. Neuf fois elle présentait ce caractère; et dans un cas la dyspnée était extrême, et s'accompagnait même, fait exceptionnel, de symptômes asphyxiques. En effet dans aucune autre observation, lors même que la respiration était d'une très-grande fréquence et la dyspnée assez intense, on n'a noté qu'il y eût des signes indiquant une gêne dans l'hématose; et c'est précisément parce que la gêne des mouvements respiratoires tient bien plus à la douleur, qu'à un obstacle au passage de l'air siégeant dans les conduits aériens. La meilleure preuve en est que, aussitôt la douleur disparue, la dyspnée a cessé, je ne dis pas dans tous les cas mais dans un grand nombre.

Chez les très-jeunes enfants, elle présente en outre quelques particularités. Ainsi chez quatre malades seulement, deux âgés de deux ans, et les deux autres, de trois, elle a été notée deux fois à type expiratoire : c'est-à-dire qu'après une inspiration brève et incomplète, l'enfant parait s'arrêter un instant, puis tout à coup il expire brusquement, avec bruit; l'expiration est plus longue que l'inspiration et semble se faire avec le concours actif de tous les muscles expirateurs. Cette respiration non spéciale à la fluxion pulmonaire, mais habituelle aussi dans la pneumonie, et qui existe parfois dans la pleurésie, est tellement caractéristique que, l'entendant à distance, elle vous fait affirmer d'avance l'une de ces maladies. Deux autres fois elle a été a type expiratoire et entrecoupée, ou entrecoupée et incomplète comme un sanglot. Nous le répétons, nous attribuons ces troubles respiratoires à la douleur thoracique qui surprend brusquement le petit malade au moment où il dilate sa poitrine et le force, comme par un acte reflexe, à suspendre brusquement son inspiration. Sa disparition coïncide ordinairement avec la chute de la fièvre.

Toux. — La toux est un phénomène presque constant; mais elle est un phénomène de peu d'importance, car elle n'a aucun caractère spécial. Elle a été fréquente huit fois; cinq fois elle fut rare et dans les autres cas, les plus nombreux, elle fut modérée. Elle a pu être pénible (un cas), quinteuse (une fois), sèche (un cas), catarrhale (trois cas).

Expectoration. — Elle fut accompagnée si rarement ou de si peu d'expectoration qu'il n'en est fait mention que dans trois observations, où deux fois elle est notée nulle, et une seule fois on vit des crachats visqueux adhérents et striés de sang, mais sans être ceux de la pneumonie (Obs. IV). Un autre enfant eut une hémoptysie abondante le deuxième jour de la maladie.

D'autres symptômes, tels que : la coloration des *pommettes*, l'*herpès*, les *épistaxis*, ont été observés beaucoup plus rarement.

La *coloration des pommettes* est un fait assez rare, puisque il en est parlé seulement dans quatre observations. Deux fois, les deux pommettes étaient également colorées; deux autres fois, elles l'étaient toutes deux aussi, mais avec prédominance de coloration pour la droite; et dans ces deux observations (VIII et IX) il y

eut prédominance des signes physiques au côté droit de la poitrine.

Herpès. — L'herpès ne s'est présenté que deux fois, et comme *phénomène critique*. Une fois au quatrième jour de la maladie, au niveau de la commissure labiale gauche; et une deuxième fois au cinquième jour; il avait son siége à la lèvre inférieure et à l'oreille droite.

Epistaxis. — Un seul enfant fut pris le quatrième jour d'épistaxis abondantes (Obs. VIII); de sorte qu'on pourrait plutôt la considérer comme une complication, ou tout au moins l'épistaxis est un fait exceptionnel.

Fièvre, pouls, température. — Nous dirons peu de chose sur la fièvre, nous en traiterons plus au long en étudiant la marche de la maladie.

Tout ce qu'il faut dire en ce moment c'est que dans tous les cas où l'enfant n'est pas entré à la fin de la maladie, elle a été très-intense et le plus souvent excessive.

La température a atteint les chiffres considérables de 40°4, 40°7. Le pouls a suivi une marche presque absolument parallèle, tenant compte évidemment de la différence des âges; il a atteint 156, 160 pulsations par minute, chez un enfant de trois ans, par exemple. Il a toujours présenté les caractères du pouls fébril : plein, dur, parfois vibrant.

SIGNES PHYSIQUES

Les signes physiques se distinguent en :

1° Signes fournis par *la percussion* ;

2° Signes fournis par *l'auscultation* ;

3° Signes fournis par *la palpation* ;

SIGNES FOURNIS PAR LA PERCUSSION.

De tous ces signes, le plus fréquent a été la *diminution du son*, soit absolue, soit seulement et le plus souvent par comparaison au point opposé correspondant. Vient ensuite la *submatité* qui est loin d'être rare, tandis que jamais, dans aucun cas, l'on n'a constaté la matité vraie ni absolue.

Diminution du son. — Vingt fois la diminution du son a été notée, et avec des nuances très-variées et souvent telles qu'une percussion délicate et une comparaison avec le point opposé ont été absolument nécessaires pour se convaincre de son existence. Elle correspondait le plus souvent à des points où existait la respiration rude, le souffle doux, l'expiration prolongée (seize fois) et une seule fois le souffle tubaire.

C'est sous les deux clavicules (six cas), dans l'aisselle droite (trois cas), et dans la fosse sous-épineuse droite (deux fois) qu'elle a été le plus souvent perçue.

Viennent ensuite les fosses sus-épineuses gauche et droite, la base, etc. Elle a trois fois existé sans autre signe physique à l'auscultation ; cinq fois elle a été notée le même jour et chez le même malade en des points différents : dans tout le côté droit et sous la clavicule gauche par exemple; et sous l'aisselle et à la base droite, etc.

Submatité. — *La submatité* est déjà beaucoup moins fréquente. Treize fois seulement elle s'est rencontrée. La base gauche (trois cas) et le sommet droit (deux fois) ont été les régions où elle fut notée comme plus fréquente. La base droite, les deux sommets ensemble ou séparément, les fosses sus et sous-épineuses en ont ensuite été le siége.

Sur les treize cas où elle a été notée, elle a trois fois coïncidé avec l'absence de tout phénomène stéthoscopique. Il est bon de dire que dans plusieurs faits, on n'a eu occasion d'observer les malades qu'à la fin de la maladie, et qu'alors les signes perçus à l'auscultation pouvaient bien avoir disparu tandis que persistait la submatité. Les dix autres fois, elle existait avec la respiration rude, la respiration soufflante, le souffle doux, le souffle tubaire (une fois), ou métallique (une fois); en aucun cas avec l'obscurité du murmure vésiculaire.

Son tympanique. — Trois fois seulement, nous avons noté l'existence du son tympanique, mais notre attention n'a été éveillée, et nos recherches n'ont porté sur ce point que depuis une date récente; de sorte qu'il a dû plusieurs fois passer inaperçu dans les premières observations, à moins qu'il ne fût d'une extrême évidence. Son *siége*, dans trois cas, a été sous la clavicule droite (deux fois), et sous la clavicule gauche (une fois). Dans deux de ces cas, il a coïncidé avec une diminution du son à la base correspondante. Il a présenté une fois le caractère du son dit de Skoda tel qu'on le rencontre dans la pleurésie; et inutile d'ajouter qu'il n'existait pas d'inflammation de la plèvre. La troisième fois ce fut seulement une légère exagération du son.

Ce signe présente certainement une valeur, car, en dehors de la pleurésie, il n'existe aucune affection thoracique aiguë (l'emphysence excepté), où l'on constate dans la poitrine, une exagération du son. Nous avons, en ce moment dans nos salles, un jeune enfant chez lequel depuis vingt-quatre heures le son tympanique existe dans tout le sommet gauche, et cet enfant est à la fin d'une fluxion pulmonaire.

SIGNES PERÇUS A L'AUSCULTATION

Râles. — Ces signes sont nombreux et variés. Les râles surtout ont fréquemment existé (seize fois sur vingt-quatre). Ce sont des râles sonores, sibilants et ronflants; des râles muqueux, râles sous-crépitants, et enfin, mais très-rarement, des râles crépitants.

Râles sonores, sibilants ou ronflants. — Les râles sonores sont de tous ceux qui ont été le plus souvent entendus généralisés dans les deux poumons. Aussi, sur cinq cas où ils ont été observés, ils sont notés trois fois généralisés; une autre fois ils existaient dans tout le côté droit ; et dans le cinquième cas, limités à la base droite. La plupart du temps ils existent seuls sans mélange d'autres râles (quatre fois).

Râles sous-crépitants. — Ces râles sont le plus souvent limités ; dans aucun cas ils ne se sont généralisés. Ils se rencontrent indifféremment dans toutes les régions, sans grande prédilection. Néanmoins, c'est à la base droite et dans l'espace scapulo rachidien droit qu'ils ont été notés le plus souvent (quatre fois).

D'autre fois nous les rencontrons, soit dans tout un poumon, soit sous l'aisselle droite, la clavicule gauche, la fosse sus-épineuse droite, etc.

Ce sont de tous les râles de beaucoup les plus fréquents (onze sur vingt-quatre).

Râles humides ou râles muqueux. — Ce que nous venons de dire des râles sous-crépitants s'applique généralement aux râles humides ; c'est-à-dire que très-rarement généralisés (une fois), ils sont confinés à certaines régions qui sont surtout : les bases, les régions sous-claviculaires et les fosses sous-épineuses. Deux fois ils ont présenté un certain éclat, indice de leur existence au milieu d'un tissu pulmonaire légèrement condensé. Une seule fois ils existaient concurremment avec d'autres râles. Ils se rencontrent à peu près aussi fréquemment que les râles sous-crépitants (dix sur vingt-quatre).

Mais à propos des râles et surtout de ceux qui sont généralisés, il est bon de dire qu'ils n'appartiennent pas exclusivement à la congestion et que, lorsqu'on les a trouvé aussi répandus c'est que la congestion était survenue dans le cours d'une bronchite. D'ailleurs, ceux propres à la première de ces maladies, offrent pour caractère spécial d'occuper moins souvent la base du poumon, et moins encore les deux bases ensemble.

Râles crépitants. — Sont rares, deux fois seulement nous les avons observés, et dans ces deux cas à la base (droite ou gauche); ils coexistaient avec le souffle doux dans un cas; et une autre fois avec la respiration soufflante et avec de la diminution du son, ou même de la submatité.

Respiration soufflante. — Nous distinguons la respiration soufflante du souffle doux, bien que la première ne soit certainement qu'un degré moindre du premier. C'est l'intermédiaire entre la respiration ample et le souffle véritable, c'est le soupir comparé à la respiration naturelle et ordinaire.

C'est de toutes les variétés de souffles la plus fréquemment observée dans la fluxion pulmonaire, à l'opposé de la pneumonie ou le souffle intense ou tubaire se rencontre le plus souvent.

Elle fut observée dix-sept fois : C'est au niveau des fosses sous-épineuses droite (quatre fois) et gauche (trois fois) principalement; vient ensuite l'espace scapulo-rachidien droit (trois fois), puis les deux bases, les deux régions sous-clavières, l'aisselle droite, etc., où elle s'est montrée à peu près également.

Le plus ordinairement, elle a coïncidé avec de la diminution du son à la percussion, plus rarement avec la submatité et six fois elle existait sans aucun phénomène plessimétrique.

Souffle doux. — Le souffle doux est après la respiration soufflante la variété de souffle la plus fréquemment observée. Nous l'avons rencontré onze fois avec des degrés divers dans l'intensité, parfois se rapprochant de la repiration soufflante, mais presque jamais du souffle intense. Le plus souvent il se rapproche comme timbre du souffle entendu au début de la pleurésie. Le plus ordinairement aux deux temps, parfois à l'inspiration ou à l'expiration seulement. Une fois il était voilé.

Le caractère de ce souffle est tel dans un grand nombre de cas, que par lui seul on peut presque reconnaître l'existence de la fluxion pulmonaire. Non que nous voulions en faire un signe pathognomonique, loin de là. Mais bien certainement, lorsque en un point assez circonscrit de la poitrine on entend un pareil souffle, aussi doux, tout en étant d'une extrême netteté, il ne vient à l'idée que l'existence ou d'une pleurésie surtout s'il siége à la base, mais principalement d'une congestion pulmonaire s'il a son siége en tout autre point. D'ailleurs il existe encore une nuance entre lui et le vrai souffle pleurétique, c'est qu'il est moins superficiel, plus lointain, et par conséquent moins exactement sous l'oreille que ce dernier.

Nous insistons sur ce fait car il est très-rare que chez l'enfant la pneumonie donne lieu à un souffle semblable ; il est dans cette dernière maladie toujours plus intense, plus dur, ou tubaire, rarement voilé ou aussi profond.

Souffle tubaire. — En aucun cas, le souffle tubaire n'a été intense. Deux fois seulement on a constaté le souffle tubaire tel que dans la pneumonie (Observ. II et XI), et dans ces deux cas, il n'a été entendu qu'une seule fois, c'est-à-dire que le lendemain même il n'existait plus; une fois au sommet droit, une autre sous la clavicule gauche, et dans les deux cas, accompagné de râles humides.

Souffle métallique. — Chez un malade il existait du souffle métallique accompagné de râles sous-crépitants.

Dans ces cas où existait le souffle tubaire et le souffle métallique, on peut se demander si au milieu des lésions de la congestion, il n'existait pas un point de véritable induration du poumon, mais la disparition si rapide du souffle et des autres signes physiques rend cette interprétation impossible.

Expiration prolongée. L'expiration prolongée qui est un signe de changement de densité du tissu pulmonaire s'est rencontrée *huit fois* : soit sous la clavicule droite (trois fois) la fosse sus-épineuse droite (deux cas), l'aisselle du même côté (deux cas), et enfin au niveau de l'angle inférieur de l'omoplate gauche (un cas). Trois fois elle existait sans que le son ait subi de modifications à la percussion. Dans les cinq autres cas, elle a coïncidé avec de la diminution du son, jamais avec la submatité.

Respiration rude. — La rudesse de la respiration est, après la respiration soufflante, le signe stéthoscopique le plus souvent observé, soit primitivement, c'est-à-dire comme seul signe existant en un point donné, ou consécutivement, lorsqu'elle succède à la respiration soufflante ou au souffle, comme il est habituel de l'observer. C'est en effet un signe que l'on perçoit longtemps encore après la fin de la maladie là où pendant la période active le souffle existait.

Primitivement, on l'a perçue douze fois; le plus souvent dans les fosses sus et sous-épineuses (seize fois), surtout la sus-épineuse droite (trois fois), ou encore sous la clavicule, l'aisselle, le sommet gauche ; enfin à la base droite. Sept fois elle a coïncidé avec la diminution du son, une seule fois avec la submatité.

Retentissement vocal. — Bronchophonie. — Nous n'avons pas le retentissement vocal à beaucoup près aussi fréquent que le souffle ou la respiration soufflante.

Douze fois seulement il s'est montré avec une intensité variable, rarement allant jusqu'à la bronchophonie. Mais cette rareté tient évidemment à ce qu'il est toujours difficile, et souvent impossible, d'obtenir des enfants qu'ils comptent ou parlent de manière à entendre leur voix retentissante. Chez les jeunes enfants le retentissement, le timbre particulier du cri ou des plaintes ont ordinairement remplacé la bronchophonie. Dans aucun cas il n'a manqué d'être accompagné de respiration soufflante, souffle doux, expiration prolongée, ou même exceptionnellement respiration rude.

Son siége fut de préférence au côté gauche de la poitrine et en arrière ; au niveau de l'angle inférieur de l'omoplate (deux cas) ; dans la fosse sus-épineuse droite (deux fois) ; l'espace scapulo-rachidien droit (deux cas) ; enfin au sommet droit, sous la clavicule droite, à la base gauche, etc.

SIGNES FOURNIS PAR LA PALPATION

Vibrations thoraciques. — Les mêmes raisons qui s'opposent à la constatation du retentissement vocal nuisent aussi à la perception des vibrations thoraciques. On sait qu'il n'est point rare, même dans une pneumonie superficielle, et surtout chez les filles, de ne percevoir aucune vibration thoracique; mais dans ce cas elles ne se perçoivent pas davantage dans les autres points de la poitrine.

Exagération. — Cinq fois seulement nous avons trouvé les vibrations thoraciques nettement exagérées; et en même temps existait de la diminution du son ou de la submatité et de la respiration soufflante, ou l'une des variétés de souffle.

Diminution. — Deux fois seulement il y a eu diminution nette des vibrations thoraciques : dans un cas à la base gauche, avec diminution du son, et dans un autre au niveau de l'angle inférieur de l'omoplate gauche, sans phénomène plessimétrique.

Nous serions incomplet si nous n'ajoutions pour terminer que ces signes si divers se combinent de différentes manières, ou s'associent en un même point ou en des points différents de la poitrine. C'est ce que déjà on a pu voir par l'étude de chaque symptôme en particulier. Ainsi un même malade présentera : de l'obscurité du son aux deux bases, avec des râles sous-crépitants et la respiration soufflante à la base droite; l'apnée et l'absence de vibrations thoraciques à la base gauche. Chez un autre l'expiration est soufflante à l'angle de l'omoplate gauche, tandis que, au niveau de la fosse sus-épineuse, la respiration est rude, l'expiration prolongée avec légère exagération des vibrations thoraciques; et de plus obscurité du son sous la clavicule droite, avec respiration soufflante et prolongée et vibrations thoraciques exagérées.

Ces deux exemples tirés d'observations consignées à la fin de ce travail suffisent amplement à donner une idée de la façon dont se présentent et s'associent tous les signes physiques dont nous venons de présenter l'étude.

MARCHE. DURÉE. TERMINAISON

La marche est des plus caractéristiques. L'invasion brusque de la fièvre, de la douleur de côté, du vomissement et des autres symptômes du début est déjà un premier caractère.

Le second est la rapidité d'évolution de la période fébrile qui dure en moyenne trois jours et demi. Ainsi la durée de la fièvre a été de deux à trois jours dans onze cas, de quatre à cinq dans quatre cas et de six jours dans deux cas seulement, c'est-à-dire tout à fait exceptionnellement. On peut suivre exactement cette marche au moyen de la température. Par exemple, le 15 avril au matin, début brusque des accidents; la température atteint 38°4; le soir elle est à 40°4. Le lendemain matin un léger abaissement se produit indépendamment de tout traitement, et le 16 avril au matin elle est à 39°4; le soir remonte à 40°, et retombe brusquement le 17 au matin à 37°6 pour ne plus se relever. Dans tous les faits que nous avons sous les yeux la marche a été preque identiquement la même; en vingt-quatre heures la fièvre arrive à son maximum, le second jour demeure stationnaire, et le troisième jour s'abaisse avec une rapidité plus grande encore que pour son ascension.

Ce qui nous paraît avoir fait rarement défaut, c'est l'abaissement de la température le matin du second jour; il a été jusqu'à deux degrés. On voit qu'il n'y a aucun rapport entre cette marche et celle de la pneumonie. Et nous attachons la plus grande importance à la courbe thermométrique, car dans les cas douteux elle deviendra un excellent et très-sûr moyen de diagnostic.

La marche des signes physiques n'est pas la même que celle de la fièvre. Ils ont pour caractères principaux :

1° De persister alors que la fièvre est déjà tombée depuis longtemps. La limite extrême a été de vingt-et-un jours : c'est-à-dire que vingt-et-un jours après le début de la fièvre il restait encore trace des accidents thoraciques, mais c'est là le seul fait, car en moyenne, en ne tenant pas compte de ces faits extrêmes, ils ont disparu cinq jours et demi après le début.

2° Le deuxième caractère, et le plus important est leur extrême mobilité. Ils se déplacent et disparaissent avec une telle rapidité que du soir au matin et du matin au soir, on constate des signes tout différents.

En résumé. — Invasion brusque, durée passagère ou au moins très-courte de la fièvre et défervescence non moins brusque; grande mobilité, et persistance des signes physiques après la disparition des symptômes fébrils : tels sont les faits qui caractérisent essentiellement la marche de la fluxion pulmonaire et lui assignent une place à part dans le cadre nosologique.

La durée, si l'on ne considère que celle de la période fébrile, varie peu; nous l'avons déjà fixée à environ trois jours et demi. Mais si l'on considère la maladie comme complétement terminée lors seulement de la disparition des signes physiques, le chiffre est bien différent. En tenant compte de tous les faits sans exception, nous trouvons comme moyenne sept jours et en éliminant les faits extrêmes qui sont rares, nous arrivons à une moyenne plus vraie de cinq jours et demi. Soit : de trois à cinq jours, neuf fois; de six à huit jours sept fois; de neuf jours une fois seulement et de douze à vingt-et-un jours, trois fois.

Terminaison. — Dans aucun des cas de congestion pulmonaire idiopathique nous n'avons vu la terminaison avoir lieu autrement que par la guérison. Une seule fois, parmi les malades observés, l'enfant a succombé à la congestion pulmonaire, mais elle était survenue dans le cours et comme complication d'une scarlatine en pleine période éruptive.

On a signalé aussi le passage à l'état chronique; mais nous n'avons pas eu l'occasion de l'observer. Tout ce qu'il nous a été donné de constater, c'est, dans un ou deux cas, la persistance, à un sommet, d'un peu de rudesse de la respiration, signe évident d'une hyperémie pulmonaire non résolue complétement.

PRONOSTIC

Le pronostic découle tout naturellement de la terminaison. Il est absolument favorable, et néanmoins nous faisons des réserves; d'une part, les faits observés par nous sont encore trop peu nombreux pour tirer une conclusion aussi absolue; et d'autre part, la mort qui survint chez le malade dont nous venons de parler nous fait penser qu'une congestion idiopathique pourrait, par exception, se terminer par la mort, si brusquement elle envahissait les deux poumons et supprimait ainsi le champ de l'hématose.

DIAGNOSTIC

Les maladies aiguës du poumon, les affections douloureuses et aiguës des parois thoraciques peuvent et doivent être différenciées de la fluxion pulmonaire.

La pleurodynie ne s'accompagne jamais d'une fièvre aussi vive que la fluxion pulmonaire : elle existe sans toux, sans expectoration, et surtout sans aucun signe physique, sinon la faiblesse du murmure vésiculaire du côté où existe la douleur, mais sans aucun autre signe stéthoscopique.

Pour la névralgie **dorso-intercostale** aiguë, n'en ayant pas observé jusqu'ici dans notre service, il nous est difficile d'en faire le diagnostic; néanmoins d'après ce que nous savons sur cette névralgie nous croyons qu'on peut dire pour elle ce que nous avons écrit de la pleurodynie, c'est-à-dire que la fièvre bien moins vive, l'absence de toux, de signes physiques, etc., et la marche même en doivent rendre le diagnostic assez facile.

Pour M. Woillez, il n'y a pas lieu de faire le diagnostic différentiel entre la congestion et ces deux dernières maladies : la pleurodynie et la névralgie intercostale n'étant que des formes de l'hypérémie pulmonaire. Mais nous ne pouvons adopter l'opinion un peu absolue de cet auteur; et s'il fallait une preuve que la névralgie et la congestion ne sont pas identiques, c'est que dans les cas de congestion dites névralgiques, qui pour nous ne sont que des névralgies, M. E. Bourgeois n'a pas constaté d'élévation de la température.

La pneumonie peut dans un certain nombre de cas, offrir de sérieuses difficultés. Son invasion brusque, l'ascension rapide de la température et les signes physiques du début même peuvent être en tout semblables à ceux de la fluxion pulmonaire. Ce qui l'en différenciera ce sera, d'une part, la rapidité d'évolution de la fluxion idiopathique, et plus encore, car il est des cas où la congestion a duré presque aussi longtemps qu'une pneumonie, la mobilité des signes thoraciques.

La pneumonie évolue en sept jours et les signes physiques disparaissent du douzième au vingt-et-unième jour. La congestion évolue en trois ou quatre jours, et les signes physiques persistent en moyenne six à sept jours. La température dans la pneumonie demeure stationnaire pendant cinq à six jours ; elle descend le troisième ou quatrième jour et revient à la normale dans la fluxion. La toux est fréquente, l'expectoration est caractéristique dans la première; la toux rare, l'expectoration peu fréquente et sans caractères spéciaux dans la seconde. La pneumonie donne lieu à des signes physiques plus ou moins bien limités, mais persistant dans la meme région pendant toute sa durée; rien de plus mobile, de plus variable que ceux de la fluxion.

La pleurésie a au début, surtout chez l'enfant, des chances pour être confondue avec la congestion. La fièvre est parfois vive et les symptômes du côté de la poitrine ont souvent l'analogie la plus grande avec ceux de la fluxion. Mais la pleurésie n'a jamais une invasion aussi brusque; la douleur de côté vient lentement; les vomissements, la céphalalgie n'en marquent pas le début aussi nettement; s'il existe une fièvre vive, sa durée est toujours plus longue que dans la congestion. Mais surtout l'épanchement qui augmente graduellement, la persistance des signes primitivement constatés au même point, opposée à la mobilité de ceux de la congestion suffisent à assurer le diagnostic : en un mot la marche.

La bronchite a quelques points de contact mais elle débute ordinairement par la trachée et par un coryza; elle ne s'accompagne pas d'un point de côté, mais d'une douleur vive en arrière du sternum. L'expectoration y est souvent abondante et y devient muco-purulente. Les rales, quand ils existent, s'entendent ordinairement aux deux bases, et non en un point quelconque de la poitrine comme dans la fluxion.

La grippe ne présente aucune difficulté : son début insidieux, son caractère épidémique, ses symptômes du coté des premières voies respiratoires, suffisent pour éviter toute erreur.

La fièvre éphémère n'a de rapport avec la congestion qu'au point de vue de la température, encore est-elle moins élevée et n'a-t-elle pas la même marche dans la première.

ANATOMIE PATHOLOGIQUE

Aucun de nos jeunes malades atteints de congestion pulmonaire n'ayant succombé nous manquons d'éléments pour traiter de l'anatomie pathologique. Nous ne pouvons que présenter les résultats de l'autopsie de l'enfant qui succomba à une congestion pulmonaire double dans le cours d'une scarlatine (Observation XII).

« Il existe une congestion assez intense du lobe inférieur droit dont la couleur est d'un brun noirâtre. Les deux poumons se laissent insuffler complétement ; il n'y a pas trace d'hépatisation ; le tissu pulmonaire pris et détaché çà et là surnage et n'est pas friable. Après l'insufflation le poumon gauche présente à la coupe une teinte rouge vif dans tout le lobe inférieur, moindre dans le lobe supérieur. Le poumon droit présente dans toute sa partie postérieure, surtout le long de son bord vertébral, cette même teinte rouge vif, indice d'une hypéremie très-vive où le sang de brun qu'il était, est devenu rouge par le contact de l'oxygène.

Nous n'avons rien à ajouter, ni aucune conclusion à tirer d'une seule autopsie.

RÉCIDIVES

Un enfant peut-il avoir, soit consécutivement, soit à des époques plus ou moins éloignées des congestions pulmonaires? Ce n'est pas un fait habituel, mais il existe.

Un enfant entre à l'hôpital pour une fluxion pulmonaire (Observation XXII), il guérit. Quelques jours après il contracte une scarlatine, et en même temps une nouvelle poussée congestive du côté des poumons. De nouveau guéri, il est pris la troisième fois d'une pneumonie qui passe à l'hépatisation grise, et l'enfant succombe.

Mais le fait le plus curieux, et que nous ne voudrions pas passer sous silence est celui de l'enfant qui fait l'objet de l'observation XXIII.

Piron entre le 29 avril 1873 à la salle St-Joseph ; il est porteur d'une congestion pulmonaire dont il guérit vite et complètement. Le 9 mai, il est ramené à l'hôpital pour une nouvelle congestion et, pendant une période de six semaines, il eut successivement sept poussées congestives.

Il n'y a qu'à jeter les yeux sur la courbe thermométrique pour se convaincre de la marche régulière de la température à chacune de ces poussées congestives. Elles survenaient avec une régularité voisine de la fièvre intermittente, tous les deux, trois ou quatre jours ; et chaque fois on constatait une recrudescence dans les signes physiques qui, entre deux poussées, n'avaient pas le temps nécessaire pour disparaître complètement. Et cependant, il n'est pas question dans les antécédents, de fièvre intermittente ; l'enfant est même d'une bonne santé habituelle. Il est vrai que les poussées congestives ne se sont pas reproduites à partir du moment où le sulfate de quinine a été donné ; mais ce médicament n'a été prescrit qu'après plus d'un mois ; et la fin de la maladie pourrait bien n'être qu'une coïncidence. D'ailleurs je ne sache pas qu'on ait observé rien de semblable dans les fièvres intermittentes, et la durée même de chaque poussée (elles évoluaient en trois ou quatre jours) donne peu l'idée de fièvre de marais. Quoi qu'il en soit, le fait reste pour nous inexpliqué ; je voulais seulement le livrer aux méditations de plus expérimentés que nous.

Traitement. — Le traitement généralement employé a été la digitale, à la dose de 10 à 20 centigrammes ; (poudre de feuilles dans une potion) combinée le plus souvent aux vomitifs. Il nous a paru que, sous l'influence de ces deux médications employées simultanément il y avait une diminution de la fièvre, et que peut-être le temps en a été abrégé, car la maladie a toujours eu une durée plus longue dans les cas où les enfants sont restés quelques jours chez eux sous l'influence de la congestion, et sans avoir subi aucun traitement.

Les vomitifs sont spécialement indiqués, et seront employés de préférence à tout autre traitement dès le début. Ils agissent tout à fait physiologiquement en décongestionnant le poumon par action sur ses capillaires.

Les révulsifs ont été aussi employés avec avantage contre la douleur et les signes physiques ; ils ont paru surtout agir pour diminuer la durée de ces derniers. Ce sont les ventouses sèches ordinairement, ou scarifiées ; les sinapismes. Il n'est pas douteux que la médication ne doive être activement employée, car elle peut procurer au malade un soulagement considérable ; mais nous ne croyons pas qu'elle puisse enrayer la maladie dans sa marche, ni qu'on puisse lui attribuer le mérite de la guérison qui n'a jamais fait défaut.

CONCLUSIONS

1° *La fluxion* ou *congestion pulmonaire* existe comme maladie essentielle chez les enfants.

2° Elle est caractérisée par un début brusque, une élévation rapide du pouls et de la température ; par une durée presque éphémère de la fièvre et un abaissement non moins brusque de la courbe thermométrique.

3° Le second caractère est une variété très-grande et une extrême mobilité dans les signes physiques perçus tant par l'auscultation que par la percussion et la palpation.

4° La terminaison en a toujours été heureuse, au moins dans les cas observés par nous.

5° Le traitement consistant en vomitifs, révulsifs et digitale, n'est que palliatif ; la guérison ayant eu lieu souvent sans médication.

— ✶✶✶ —

OBSERVATIONS

OBSERVATION I. — Martin Pierre, âgé de quatorze ans et demi, est entré le 26 avril 1875, salle Saint-Benjamin, n° 24, pour une hépatite chronique dont le début paraît remonter à environ une année. Sous l'influence d'un traitement approprié l'enfant allait beaucoup mieux, l'état général était excellent et le foie avait sensiblement diminué de volume, lorsque le 15 juin à huit heures du soir, sans cause appréciable, il ressentit une douleur vive dans le côté gauche, fut pris de fièvre, de courbature, et se mit à tousser.

16 juin, *matin.* — P., 148, R., 36.

La nuit s'est passée sans sommeil. Le matin, la douleur de côté est moins forte, mais le malade la localise à l'hypochondre et au flanc gauches : elle paraît augmentée par la pression. Aux deux bases de la poitrine, le son est obscur ; mais, tandis qu'à la base droite on trouve des râles crépitants avec un peu de respiration soufflante, à la base gauche il y a apnée avec absence des vibrations thoraciques, mais ni souffle, ni égophonie. En avant et à gauche, sans aucune diminution du son, la respiration manque suivant la ligne axillaire et au-dessous du mamelon.

Vomitif : ipéca ; lait coupé.

Soir. — Sans modification dans les signes physiques signalés le matin on constate, dans l'espace scapulo-rachidien droit, une respiration faiblement soufflante, surtout à l'expiration, sans râles, mais avec diminution du son, retentissement léger mais appréciable de la voix, sans exagération des vibrations thoraciques.

17 juin. — P., 120. R., 44.

Les pommettes sont colorées et chaudes ; le point de côté persiste. On trouve encore à la base gauche de la matité et de l'apnée, sans souffle ni râles dans le quart inférieur. Les râles fins de la base droite ont disparu : mais, au sommet droit, les mêmes signes, plus accusés qu'hier soir, existent avec exagération des vibrations thoraciques. En avant, légère résonnance skodique, à gauche, sous la clavicule, tandis que sous la droite, on entend un bruit d'expiration prolongée. Quatre ventouses sèches à gauche et en arrière. Potion avec poudre de digitale à 20 cent.

Le soir. — La fièvre est bien moindre ; le malade est mieux, et au sommet droit, on ne retrouve plus qu'un peu d'expiration prolongée avec la voix retentissante, et exagération des vibrations thoraciques. P., 115.

18 juin. — P., 68.

Le soulagement a été notable à la suite des ventouses sèches, et la température s'abaisse rapidement. La submatité du sommet droit est moins marquée et le bruit d'expiration soufflante est moins saisissable ; néanmoins, l'exagération des vibrations thoraciques et le retentissement vocal sont presque aussi marqués. A la base gauche, l'apnée a fait place à un murmure vésiculaire encore faible, mais bien marqué.

Supprimez la digitale (irrégularités du pouls). Lait.

Soir. — L'enfant se sent assez bien, n'éprouve plus aucune douleur. La respiration est régulière. Au sommet droit, les mêmes signes persistent, mais atténués ; mais, au-dessous de l'angle de l'omoplate du même côté, dans une étendue de 7 à 8 centimètres, la respiration est obscure. La respiration reste toujours diminuée à la base gauche, en avant comme en arrière et quelques râles avortés en avant. Le bruit skodique persiste sous la clavicule gauche, sans anomalie à l'auscultation.

19 juin. — P., 62.

A la lèvre inférieure et à l'oreille droite, existent des groupes de vésicules d'herpès. Au sommet droit, les signes physiques sont encore atténués ; il n'y a même plus de différence entre les vibrations thoraciques des deux côtés.

Soir. P., 54. R., 25. — Aucune gêne respiratoire ; au sommet, aucun changement. A la base gauche, la respiration est pure et normale en arrière ; mais en avant, elle est encore un peu faible et l'on y entend, dans un espace assez circonscrit, des râles sous-crépitants nombreux. En avant, il n'existe plus de résonnance exagérée sous la clavicule.

20 juin, *soir.* — Apyrexie.

De tous les signes physiques, il ne reste qu'une très-faible diminution du son au sommet droit, et à la base gauche et en avant, des râles sous-crépitants très-fins, constatés hier.

22 juin, *soir.*

Il ne reste plus trace des signes de la congestion.

Pour la température, voir la planche .

OBSERVATION II. — Guyot Léonie, âgée de neuf ans, entrée le 21 mai 1874, salle Sainte-Mathilde, n° 2, hôpital Sainte-Eugénie. Service de M. Bergeron.

Elle a eu la rougeole à l'âge de deux ans, et depuis des bronchites fréquentes. Le 20 mai, au matin, le début a été marqué par des vomissements bilieux et une douleur au niveau de l'angle inférieur de l'omoplate gauche. Perte d'appétit ; selles régulières ; toux peu fréquente ; mais la nuit suivante fut très-agitée, interrompue par des cauchemars ; il y eut même délire de parole.

21 mai, *au soir.* — P., 132. R., 60. T., 40° 8.

22 mai. — P., 132. R., 60. T., 39° 5.

Langue blanche, légèrement rosée à la pointe ; le ventre est souple mais un peu douloureux à la pression dans toute son étendue. Inappétence. Pas de selles depuis l'entrée. Toux assez fréquente, déterminant une douleur dans le côté gauche. A la percussion, submatité au niveau des fosses sus et sous-épineuses droites, surtout à la partie externe ; dans l'espace scapulo-rachidien, il n'existe qu'une différence de son relative à celui du côté gauche. D'ailleurs, la résonnance est moindre à droite généralement qu'à gauche. Dans les deux poumons, la respiration est bruyante, excepté à la base droite où le murmure vésiculaire est plus obscur. Au sommet droit, souffle tubaire aux deux temps, avec râles sous-crépitants, même dans les respirations simples. En avant, la résonnance est moindre sous la clavicule gauche que sous la droite, et la respiration y est soufflante, sans râles.

Vomitif : 80 centigr. poudre d'ipéca dans 60 gr. de sirop ; infusion de 15 centigr. de poudre de digitale.

Soir. — T., 40° 5.

23 mai. — P., 114. T. m., 36° 7. S., 37° 4.

La nuit a été calme et sans délire. Il n'y a de changement dans les signes physiques, que la diminution du souffle dans les fosses sus et sous-épineuses.

25 mai. — P. 84.

Il existe encore de la submatité dans les fosses sus et sous-épineuses, avec quelques râles dans les efforts de toux. En avant et à gauche, la sonorité a reparu.

26 mai. — P., 86.

Submatité persistante au sommet droit, avec un peu de rudesse et quelques râles, et bruit de piaulement.

Exeat le 30 mai.

OBSERVATION III. — Lavail Élise, salle Sainte-Mathilde, n° 29. L'enfant est âgée de dix ans, née à Paris; elle est entrée à l'hôpital Sainte-Eugénie le 4 janvier 1875 pour une cyanose des extrémités. D'une assez faible santé habituelle au dire de la mère, elle aurait eu la rougeole en 1873. Elle tousserait habituellement, s'enrhumerait tous les hivers, et aurait même craché du sang il y a deux ans, et serait sujette aux battements de cœur.

Malgré ces antécédents fâcheux, tant du côté du père que de l'enfant, une auscultation minutieuse n'a fait découvrir aucun signe anormal dans la poitrine. Au cœur, existe un léger prolongement du premier bruit à la base.

Le 14 février, sous l'influence d'un traitement tonique, et des courants continus appliqués avec persévérance, on avait constaté une telle amélioration dans l'état général et dans l'état de la cyanose des extrémités, que l'enfant allait partir en convalescence, lorsque, dans la journée, elle fut prise de frisson, de fièvre et en même temps, douleur dans le côté gauche, avec toux fréquente et fièvre.

Le 15 février, *au matin*. — P. 128.

La pommette gauche est injectée, plus chaude que la droite. *Signes physiques* : En avant, le son est un peu plus obscur sous la clavicule gauche et à l'auscultation, on trouve un peu d'expiration rude avec quelques râles sous-crépitants. Sous l'aisselle, du même côté, on trouve seulement l'inspiration rude. En arrière la résonnance est égale des deux côtés et à l'auscultation on ne trouve ni souffle, ni râles. Peut-être la respiration est un peu plus rude dans la fosse sous épineuse gauche ; langue pâteuse, un peu desséchée sur le limbe.

Potion : sirop ipéca, 30 gr. et tartre stibié, 5 cent. — 8 ventouses sèches sous la clavicule.

17 février. P. 86.

Toute trace de souffle qui la veille au soir était assez accusé a disparu ; il en est de même des râles. Mais l'inspiration est encore un peu plus bruyante sous l'aisselle et la clavicule gauche qu'à droite.

21 février.

L'enfant tousse beaucoup, et cependant on ne trouve plus d'autre signe qu'une légère diminution du son qui persiste sous la clavicule gauche en même temps que de la rudesse d'inspiration mais sans traces de râles. Enfin, en arrière, le murmure vésiculaire est enroué dans toute l'étendue du poumon gauche sans râles.

22 février.

Ce matin, la fièvre s'est rallumée. P. 128. L'enfant se plaint d'un assez fort mal de tête ; la langue est sale, mais le ventre est indolore et sans ballonnement. — Des signes physiques, il n'en est plus question. — Donc : simple migraine qui cède à l'administration de 20 gr. d'huile de ricin.

L'enfant resta dans le service en observation jusqu'au 15 mars, et jusqu'à sa sortie rien ne survint de nouveau, et elle partit non guérie de sa cyanose, mais dans un grand état d'amélioration.

OBSERVATION IV. — Crespin Abel, neuf ans, salle Saint-Benjamin, n° 5, est entré à l'hôpital le 16 août 1874. Il toussait un peu depuis huit jours, lorsqu'il fut pris le 14 août de frisson, céphalalgie, point de côté à gauche, et depuis, il tousse ; inappétence, soif vive. L'enfant crache, au dire de la mère, et en effet, au moment de la visite du soir, un accès de toux amène l'expectoration de crachats visqueux, adhérents au vase et présentant des stries de sang.

16 août, *au soir.* — P., 120. R., 48. T., 38° 3.

La langue est blanche et saburrale ; ventre un peu douloureux ; un peu de diarrhée. Signes physiques : à la base gauche on trouve de la submatité, et à l'auscultation, vers la partie moyenne de la poitrine, un souffle doux existant aux deux temps et sans râles, un peu de retentissement de la voix et absence complète des vibrations thoraciques.

Vomitif. Digitale.

17 août. — P., 120.

L'inspiration et l'expiration restent soufflantes. La langue est un peu rouge avec enduit blanchâtre, et le ventre encore douloureux à la pression.

Le 18 août.

Il n'est plus question des signes physiques, mais le pouls est encore à 120, et la langue un peu blanche.

Sorti le 24 août, guéri.

OBSERVATION V. — Marie Kiffer, âgée de trois ans, est entrée le 1er juillet, salle Sainte-Mathilde, n° 16. L'enfant a eu la rougeole puis la coqueluche à l'âge de deux ans. Elle est malade depuis le lundi 28 juin ; elle a été prise, ce jour-là, de vomissements, douleur dans le côté droit de la poitrine, fièvre vive, constipation et perte complète d'appétit. La toux est fréquente, mais sans expectoration. Elle a eu des convulsions la nuit dernière.

1er juillet, *soir.* — P., 132. R., 42. T., 40°6.

La respiration est fréquente, régulière, mais pénible et à type expiratoire. Les pommettes sont un peu colorées, mais également des deux côtés : la fièvre est très-forte. Cependant les signes physiques ne sont pas en rapport avec les symptômes généraux. La sonorité et la respiration sont pures dans toute l'étendue de la poitrine. On ne trouve qu'une très-légère diminution du son sous l'aisselle droite, et là existe en même temps, sans râles, une respiration faiblement soufflante, surtout à l'expiration qui est ample et prolongée, avec très-léger retentissement vocal. Sous la clavicule droite la respiration est comme saccadée, mais non soufflante, sans diminution du son. Rien au cœur. Constipation.

Vomitif. Potion avec digitale.

2 juillet, *matin.* — P., 120. R., 36. T., 39°3.

Ce matin, sous l'aisselle, les signes constatés hier ont disparu : on ne trouve qu'un peu d'obscurité du son à la base droite, avec inspiration rude, mais par instants seulement, et quelques râles sous-crépitants avortés. Sous la clavicule droite, légère résonnance skodique avec faiblesse du murmure vésiculaire. Langue blanche, pâteuse.

Potion avec poudre de digitale, 0,15.

Soir. — P., 120. R., 54. T., 40° 6.

La fièvre est plus vive ce soir : la soif ardente. La respiration est aussi très-fréquente. Il y a peu de changements dans les signes physiques : on entend seulement des râles sous-crépitants assez fins à la base droite, mais pas de souffle. En aucun point de la poitrine, le murmure vésiculaire n'est affaibli.

3 juillet, *matin.* — P., 84. R., 30. T., 37° 8.

L'auscultation est complétement négative.

Soir. — T., 37° 4.

Absence complète de fièvre. On ne trouve plus dans la poitrine que quelques sibilances ; la respiration est partout redevenue normale, même sous la clavicule droite où la résonnance est cependant encore un peu plus forte qu'à gauche.

4 juillet, *matin.* — T., 37° 2.

Quelques sibilances encore dans la poitrine.

Exeat le 8 juillet.

OBSERVATION VI. — Couret Paul, trois ans, entré le 4 mars 1873, salle Saint-Joseph, n° 4, hôpital Sainte-Eugénie, service de M. Bergeron.

D'une assez faible constitution et rachitique l'enfant a eu la rougeole à un an. Il serait malade depuis quinze jours début par la fièvre et céphalalgie violente. Depuis ce temps, l'appétit a complétement disparu, l'enfant a perdu ses forces ; il tousse fréquemment, il aurait même des quintes comme de coqueluche.

4 mars, *soir.* — P., 120. T., 37° 7.

Quelques piaulements seulement des deux côtés dans la poitrine.

5 mars. — P., 120. R., 44.

Il tousse assez fréquemment, mais la toux n'a pas le caractère de la coqueluche, bien qu'elle soit quinteuse. La résonnance est normale dans la poitrine, excepté au niveau de la fosse sous-épineuse droite où le son est un peu plus obscur que du côté opposé. On trouve de plus, dans tout le sommet droit, en arrière, sous l'aisselle et en avant, des râles humides beaucoup plus confluents que dans le reste de la poitrine où ils sont fort discrets, surtout à gauche. Vers la partie interne de la fosse sus-épineuse, la respiration est soufflante, avec râles sous-crépitants.

Vomitif : poudre d'ipéca, 30 centigr. et sirop d'ipéca, 30 gr.

6 mars. — P., 120.

Très-peu de râles dans tout le côté droit : râles sous-crépitants fins à la base gauche.

7 mars. — P., 120.

L'enfant est très-agité. Il existe toujours un peu de diminution du son au sommet droit, et dans les inspirations profondes, quelques bouffées de râles sous-crépitants ; enfin, des râles humides à la base gauche. Langue blanche sans enduit, selles régulières.

Kermès, 15 centigr. dans un julep gommeux.

8 mars. — P., 116.

Pas de changement dans les signes physiques.

Le 9 mars.

Il n'en est plus question, et le malade sort guéri.

OBSERVATION VII. — Duval Paul, âgé de treize ans, de Paris, entré le 29 juillet 1873, salle Saint-Joseph, n° 18, est d'une constitution faible et chétive, et n'a cependant jamais fait aucune autre maladie que la rougeole. Le 21 juillet vers cinq heures du soir, l'enfant rentrait chez lui, et en montant les escaliers, il a ressenti à la région précordiale une douleur qui l'a obligé à s'arreter un instant ; le soir, la douleur devenait plus intense, et s'accompagnait de céphalalgie. Il ne tarda pas à être mieux, mais la douleur précordiale a persisté depuis ce temps : elle est même devenue plus vive depuis trois jours et l'enfant accuse même aujourd'hui une nouvelle souffrance à droite de la région du cœur. Le 27, il a eu de la diarrhée, selles mousseuses, brunâtres, et remplies d'oxyures, avec légères douleurs abdominales. Au moment de l'entrée, la respiration est fréquente, douloureuse, la toux est impossible par les souffrances qu'elle provoque : battements tumultueux du cœur, face pâle, langue saburrale, haleine fétide, perte absolue de l'appétit. Rien à noter du côté des organes respiratoires.

Le 29 juillet, *soir*. — P., 116, R., 62 par minutes, régulières, superficielles. T., 40° 1. Dyspnée marquée.

Quand on fait tousser l'enfant, il ne fait que des efforts incomplets répondant douloureusement dans la région cléido-mamelonnaire droite. Il se plaint aussi de douleurs dans la région correspondante gauche et au ventre qui est peu sensible. Langue nette, mais haleine fétide. A droite de la poitrine et en avant, il y a de la submatité jusqu'au-dessous de la clavicule, se confondant inférieureurement avec la matité hépatique; submatité sous l'aisselle droite. En arrière la sonorité est normale. A l'auscultation, il n'y a à signaler qu'un murmure vésiculaire très-incomplet; c'est au niveau des parties mates, c'est-à-dire en avant et sous l'aisselle que l'on entend le mieux la respiration: l'inspiration y est exagérée, et l'expiration presque imperceptible ailleurs s'y perçoit. Les vibrations thoraciques sont conservées. Pas de déformation du thorax.

30 juillet. — 96 pulsations.

La nuit a été calme. La langue est pâteuse, la salive rare, l'haleine fétide. On constate une légère rougeur de la gorge avec tuméfaction et enduit pultacé de l'amygdale droite. La diarrhée a persisté avec gargouillement iliaque et douleur dans le flanc et à l'épigastre. — Respirations très-courtes et comme interrompues. A la région moyenne de la poitrine, en arrière et à gauche, au niveau de l'angle inférieur de l'omoplate, on entend, dans un espace très-circonscrit, un peu d'expiration prolongée; le retentissement de la voix basse y est un peu plus marqué qu'à droite. Dans ce même point et près de la colonne vertébrale, il existe un peu moins de résonnance à la percussion et les vibrations thoraciques sont un peu plus marquées qu'à droite. Dans la ligne axillaire droite, la submatité relative est très-évidente, et de plus, à l'auscultation on entend, dans toute la région de l'aisselle un souffle superficiel, avec râles sous-crépitants; retentissement vocal peu marqué par rapport à l'intensité du souffle. Légère exagération des vibrations thoraciques à la partie supérieure du bord externe de l'omoplate.

Vomitif avec : Ipéca 1 gr. et tartre stibié 5 centigr. Potion avec poudre de digitale, 25 centig.

30 juillet, *soir.* — P., 90. T., 37° 4.

Le vomitif a produit peu d'effet. Epistaxis abondantes par la narine gauche dans le courant de la journée. A droite, on perçoit le souffle aux deux temps plus marqué à l'expiration; il est seulement plus fort, plus facile à percevoir, plus constant que ce matin; mais néanmoins il manque dans un certain nombre d'inspirations de médiocre intensité. A gauche, il y a un changement plus marqué dans les signes physiques ; il existe tout-à-fait à la base une diminution relative du son, et le souffle aux deux temps s'entend dans une plus grande étendue, surtout le long de la colonne vertébrale, aussi bien au-dessus qu'au-dessous de l'angle inférieur du scapulum. Les vibrations thoraciques semblent conservées. La respiration est toujours courte et oppressée : 54 par minute.

31 juillet. — P., 62.

La douleur de côté est moins vive, et l'enfant tousse plus librement. Le souffle du côté droit ainsi que les râles sous-crépitants sont moins accusés. A gauche on retrouve seulement un point circonscrit où le souffle et le retentissement vocal peu marqué persistent avec la même exagération des vibrations thoraciques.

Supprimez la digitale. Eau de gomme et lait.

Soir. — T., 36° 6. P., 90 régulier.

1er août. — T., 36° 4. P., 72.

La résonnance a reparu dans la région scapulo-mameloannaire, et l'on n'y retrouve que quelques bulles discrètes et humides dans les efforts de toux, mais pas de souffle. A gauche, le souffle a de même disparu et l'on entend seulement au niveau de l'angle de l'omoplate et le long de la colonne vertébrale un peu d'expiration prolongée.

Soir. — T., 36° 4. P., 60.

2 août.

Encore quelques râles sous-crépitants au-dessous du mamelon droit. A gauche, en arrière, le bruit d'expiration prolongée est à peine saisissable.

3 août.

La respiration est partout normale; cependant, on entend encore dans les inspirations profondes et dans le même point qu'hier, quelques bulles qui avortent. P. 60.

4 août.

Respiration très-ample. Quelques bouffées de râles sous-crépitants au-dessus de la face supérieure du foie.

6 août. — Exeat.

OBSERVATION VIII. — Tuiland Eugène, âgé de cinq ans et demi est entré le 11 avril 1873, à la salle Saint-Joseph, service de M. Bergeron, hôpital Sainte-Eugénie. D'une bonne santé habituelle, il a eu la rougeole à l'âge de dix-huit mois, et une bronchute pendant le siége. Le 9 avril, au matin, il fut pris de céphalalgie frontale très-vive avec fièvre; quelques heures après vomissements bilieux qui se sont répétés trois fois dans la journée, en même temps toux grasse et fréquente. Le lendemain seulement, 10 avril, il a commencé à se plaindre d'une douleur assez vive au côté droit, au-dessous du mamelon; douleurs abdominales et courbature. Nouveaux vomissements bilieux; persistance de la fièvre et de la toux; sommeil agité; pas d'épistaxis. L'appétit est nul, la langue blanche, les selles régulières mais avec constipation. Urines rouges et sédimenteuses. Aucun traitement n'a été fait.

11 avril, *soir.* — T., 40°3. P., 144. R., 60.

La pommette droite est plus rouge et plus chaude que la gauche. L'enfant souffre de la gorge, mais on n'y trouve ni rougeur, ni tuméfaction; il souffre aussi au niveau de l'épigastre. Signes physiques : dans tout le côté droit de la poitrine la respiration est plus obscure qu'à gauche, sans diminution du son, avec râles sibilants et humides concentrés à la base.

12 avril. P., 84. T., 37°2. R., 32°.

Langue humide et sans enduit. La percussion est négative. A l'auscultation on trouve seulement, à la base droite, quelques râles humides très-discrets. Aucun phénomène critique n'a coïncidé avec la disparition si rapide de la fièvre.

Soir. — T., 37°4. P., 78.

13 avril. — P., 76.

Encore quelques grosses bulles à la base droite. L'enfant prendra des aliments.

14 avril.

Rien dans la poitrine. Respiration très-pure.

Exeat le 16 avril.

OBSERVATION IX. — Pique Maria, trois ans, entrée le 20 avril 1875, salle Sainte-Mathilde, n° 10, pour une bronchite simple dont le début remonte au 9 avril environ.

Elle était en voie de guérison et tout à fait sans fièvre, lorsque le 22 avril, elle fut prise d'une fièvre ardente.

23 avril. — M. : P., 144. R., 44. T., 40°2. — S. : T., 40°3.

La fièvre est ce matin des plus vives. La face est colorée, mais la joue droite beaucoup plus; elle paraît aussi notablement plus chaude au toucher. L'enfant ne se plaint d'aucune douleur (trois ans) et la respiration très-fréquente, est régulière. Dans la poitrine, les râles n'ont pas augmenté et l'on constate seulement une diminution du son sous la clavicule droite, avec un peu plus de rudesse de la respiration qu'à gauche, sans retentissement vocal, exagération des vibrations thoraciques, ni râles. Diarrhée modérée.

Potion avec infusion de 15 centigr. de poudre de digitale.

24 avril. T. m., 40° 8. S., 40° 6.

Malgré la persistance de la fièvre, on ne trouve aux signes physiques constatés hier aucun changement : même diminution du son et même rudesse de la respiration au sommet droit.

25 avril. T. m., 40° 6. S. 38° 4.

26 avril. T. m., 37° 6.

La courbe s'est abaissée rapidement à 37° 6. Les signes physiques du côté de la poitrine sont absolument négatifs. La diarrhée persiste.

Exeat le 29 avril.

OBSERVATION X. — Charles Viard, âgé de dix ans et demi, entré le 13 mai 1875, salle Saint-Benjamin, n° 23, a eu la rougeole et, à l'âge de deux ans, une bronchite d'assez longue durée ; deux fois déjà il est entré à l'hôpital pour une bronchite. Il toussait encore un peu lorsque, il y a trois jours (10 mai), il fut pris de point de côté, de fièvre, de dyspnée ; la toux devint fréquente et plus pénible. Hier, 12 mai, il eut une hémoptysie abondante.

13 mai, *soir*. — P., 63.

L'enfant est ce soir sans fièvre ; il tousse encore fréquemment, mais la toux est grasse et facile. La respiration est calme, non pénible. Dans la poitrine, il existe de la submatité à la base gauche, dans le quart inférieur seulement ; en ce point, on entend un souffle très-doux, mais qui n'est bien net que dans les fortes inspirations ; il existe aussi des râles humides non éclatants, et la voix s'y entend vibrante. On ne perçoit, ni d'un côté ni de l'autre, les vibrations thoraciques, mais il existe aussi des râles sous-crépitants humides en abondance à la base droite. Le pouls présente quelques irrégularités, mais sans lésions cardiaques. Souffle doux dans les vaisseaux du cou. L'enfant est maigre : la face est pâle et les muqueuses décolorées.

14 mai. — P., 68.

On trouve ce matin, à la base gauche, des bouffées de râles crépitants et sous-crépitants fins sans souffle ; mais on ne retrouve plus le souffle, et l'on perçoit les vibrations thoraciques aussi bien à droite qu'à gauche.

Ventouses sèches à la base gauche.

15 mai.

Dans les inspirations simples on perçoit encore quelques grosses bulles ; mais, dans les efforts de toux, des râles sous-crépitants très-discrets se produisent.

16 mai.

Râles encore plus discrets.

17 mai.

Il n'existe plus que quelques râles simulant le frottement, mais qui disparaissent lorsqu'on a fait tousser le malade.

Exeat le 23 mai.

OBSERVATION XI. — Brossard Jules, âgé de trois ans, entré le 8 avril 1875, salle Saint-Benjamin, n° 17. Il aurait été pris, d'après le récit de ses parents, le 7 avril, d'un fort accès de fièvre avec toux et dyspnée ; et de fait, au moment de l'entrée, la dyspnée est extrême, avec pâleur asphyxique du visage.

8 avril, *soir.* — P., 165. R., 77. T., 40° 5.

9 avril. — M. P., 158. R., 92. T., 38° 2. — S. T., 38° 9.

Le pouls et la respiration sont encore bien fréquents, mais la température est tombée à 38° 2. Dans la poitrine, en arrière, la résonnance est normale, sauf tout à fait à la base gauche où l'on constate une diminution du son à laquelle correspond, comme phénomène stéthoscopique, une respiration un peu soufflante, accompagnée de quelques râles. Sous la clavicule gauche le son est très-obscur à la percussion, et l'on entend un souffle tubaire avec des râles sous-crépitants humides et éclatants. Des râles sous-crépitants sont aussi perçus sous la clavicule droite, avec très-légère obscurité du son.

Rhum, 10 gr.

10 avril. — M. P., 144. R., 54. T., 38° 6. — S. P., 144. R., 54. T., 38° 6.

Le souffle et les râles persistent seulement sous la clavicule gauche. Ailleurs, on ne retrouve aucun des signes constatés hier.

11 avril. M. P., 128. R., 72. T., 38° 4. — S. T., 39° 6.

L'état général s'était sensiblement amélioré hier soir ; la respiration était moins fréquente et surtout moins dyspnéique ; la température était peu élevée. Mais, ce matin, la dyspnée est devenue très-forte et l'on trouve, en arrière et à droite, de la submatité dans la moitié supérieure de la poitrine, et l'on y entend du souffle bronchique sans râles. En avant, ni souffle, ni râles sous la clavicule gauche.

Rhum. Vésicatoire.

12 avril. — M. P., 144. R., 75. T., 39° 3. — S. T., 40° 4.

A la région où hier on a constaté un souffle bronchique, on le retrouve avec des râles sous-crépitants. Mais, au sommet gauche, sous l'aisselle et en arrière, on perçoit du souffle et des râles crépitants fins.

13 avril. M. P., 140. R., 76. T., 39° 4. — S. T., 39° 9.

On ne constate d'autre changement ce matin, dans les signes physiques, que dans les râles du sommet gauche qui sont beaucoup plus humides qu'hier.

14 avril. — M. P., 126. R., 48. T., 38° 6. — S. T., 39° 3.

On ne retrouve plus qu'un peu de souffle en arrière, avec des râles sous-crépitants abondants dans les deux tiers supérieurs droits ; et sous la clavicule gauche, de la rudesse d'inspiration avec des râles peu confluents. Il y a donc, dans les signes physiques, une amélioration considérable qui est d'accord avec la chute de la température.

15 avril.

Depuis hier, l'enfant, dont la fièvre a de nouveau augmenté, a commencé à présenter les symptômes du croup, très-évidents ce matin. On ne retrouve plus dans la poitrine que quelques râles au sommet droit.

Mort du croup le 16 avril.

OBSERVATION XII — Alphonse Pleu, âgé de deux ans, est entré le 22 février 1875, à la salle Saint-Benjamin, n° 17. De bonne santé habituelle bien que rachitique, l'enfant a pris la coqueluche il y a deux mois ; les quintes, d'abord très-fréquentes, ont diminué de nombre et d'intensité, mais il aurait de la fièvre avec mal de tête, perte d'appétit depuis trois jours. Le fait est que l'enfant a la coqueluche avec ulcérations sublinguales ; que les quintes sont fréquentes (environ deux par heure) mais d'une faible intensité et sans complication, car on ne trouve que quelques râles discrets à la base du poumon droit.

Le 7 mars au soir (dix heures), l'enfant fut pris d'une fièvre très-vive, et le 8, à la visite du matin, on constatait l'existence d'une scarlatine des plus nettes. Le cou, le tronc sont couverts d'une éruption d'un rouge vif et safrané, avec le pointillé caractéristique. Aux membres inférieurs, le haut des cuisses seulement est le siége de l'éruption. Dans la gorge, le pourtour de l'isthme est tout entier d'un rouge vif, couleur de brique cuite.

8 mars, *soir*. — P., 165.

L'éruption est d'un rouge plus vif encore que ce matin.

9 mars, *au soir*.

La fièvre est d'une intensité extrême. T., 40°6. P. 162. L'éruption s'est étendue et sa couleur est plus vive encore.

10 mars. — P., 168. R., 54.

L'éruption présente ce matin, partout, une teinte plus brune, mais la respiration est fréquente, pénible, à type expiratoire. Dans la poitrine existe, en arrière et vers la partie moyenne du côté droit, dans une étendue d'environ 10 cent. en hauteur, de la submatité, et aux mêmes points, l'auscultation permet de percevoir un souffle métallique, comme tubaire, avec des râles sous-crépitants fins, éclatants, et entendus seulement lorsque la respiration est ample et profonde. Le cri de l'enfant y est notablement retentissant. Ces signes sont perçus sous l'aisselle et en avant jusque près du mamelon. Aucun bruit anomal du côté du cœur.

Julep avec poudre de digitale : 20 centigr.

Soir. — P., 195.

Les trois quarts inférieurs du poumon droit sont envahis : c'est-à-dire que les signes constatés ce matin, seulement à la partie moyenne, sont perçus dans les trois quarts de la hauteur de la poitrine. A gauche, des râles humides, éclatants et nombreux existent dans une assez grande hauteur, surtout près de la colonne vertébrale. Les amygdales sont très-tuméfiées et un enduit pultacé recouvre la droite. Les ganglions sous-maxillaires sont engorgés : à gauche, un d'entre eux est énormément développé, avec empâtement autour et rougeur de la peau qui le recouvre.

11 mars. — M. R., 56.

Soir. — R., 97. P., 124.

La respiration est d'une fréquence extrême. Dans la poitrine, aucun changement du côté droit, mais à gauche, on entend, comme du côté opposé, du souffle dans les deux tiers inférieurs, mais doux. Le gonflement et l'empâtement ont envahi toute la région sous-maxillaire et la région parotidienne gauche. Abattement profond.

Vésicatoire, Rhum.

Mort à 8 heures du soir.

Autopsie, le 13 mars.

Poumons. — On ne trouve d'autre lésion qu'une congestion assez intense du lobe inférieur droit dont la couleur est d'un brun noirâtre. Mais les deux poumons se laissent insuffler totalement : il n'y a pas trace d'hépatisation : le tissu pulmonaire pris et détaché çà et là surnage et n'est pas friable. Après l'insufflation, le poumon présente à la coupe une teinte rouge vif dans tout le lobe inférieur, moindre dans le lobe supérieur. Le poumon droit présente, dans toute sa partie postérieure, surtout son bord vertébral, cette même teinte rouge vif, indice d'une hypérémie très-vive où le sang, de brun qu'il était, est devenu rouge par le contact de l'oxygène.

30 gr. de serosité dans la péricarde. Congestion intense des reins.

OBSERVATION XIII. — Eugène Péron, âgé de cinq ans et demi est entré le 12 mai 1875 à la salle Saint-Benjamin, n° 5. Il a habité la province jusqu'à cinq ans où il a été très-mal soigné. Depuis son arrivée à Paris, c'est-à-dire six mois environ, il tousse, et il y a un mois il a été pris d'une fièvre qui n'a duré que quelques jours. Lundi dernier, 10 mai, il aurait été pris, au dire des parents, d'un point de côté à gauche, vomissement, diarrhée, céphalalgie, perte absolue d'appétit, et fièvre.

13 mai. *soir.* — P., 123. R., 57.

L'enfant se plaint de céphalalgie et de douleurs du ventre qui est un peu tendu, douloureux dans les deux flancs; il a eu de la diarrhée dans la journée. Il est abattu. On pense alors à une fièvre typhoïde; c'est dire que l'examen de la poitrine n'a pas été fait au point de vue d'une pneumonie ou d'une congestion.

14 mai. — P., 112. R., 56.

La nuit a été agitée mais sans délire, l'œil est un peu éteint. Un groupe de vésicules d'herpès existe au niveau de la commissure labiale gauche. La langue est un peu pâteuse sur le limbe, avec rougeur de la pointe. Le ventre est météorisé avec douleur dans les deux flancs. A la percussion, on constate une obscurité relative du son dans la fosse sus-épineuse gauche, où la respiration est rude aux deux temps avec léger retentissement vocal, et un peu d'éxagération dans les vibrations thoraciques. En avant, c'est à droite au contraire et sous la clavicule que le son est obscur avec bruit d'expiration prolongée. Sous l'aisselle du même côté la respiration est rude sans bruit d'expiration prolongée ni changement du son à la percussion.

Potion avec digitale.

15 mai. — P., 96. R., 50.

L'œil est moins éteint. Les signes physiques se sont déplacés en ce sens que la diminution du son qui existait manifestement dans la fosse sus-épineuse gauche, est aujourd'hui plus marquée au sommet droit, en arrière ; et tandis qu'au sommet gauche la rudesse de la respiration est à peine sensible, dans la fosse sus-épineuse droite, au contraire, l'expiration est soufflante ; il y a du retentissement vocal ; et sous l'aisselle du même côté, quelques bouffées de râles crépitants. En avant, les signes n'ont pas changé.

16 mai. — P. 68.

La fièvre est tombée, mais il n'y a pas une amélioration proportionnelle dans les signes physiques. Aucun signe anormal au niveau de la fosse sus-épineuse gauche. Mais à droite la respiration reste soufflante au sommet, en arrière ; il y existe même des râles sous-crépitants. Sous l'aisselle et la clavicule du même côté, la respiration y est rude seulement ; mais la différence de son entre les deux côtés est encore très-marquée.

Soir. — La température s'élève à 40° 1. L'enfant respire péniblement, et l'on constate une recrudescence dans les signes physiques ; c'est-à-dire qu'au sommet droit et sous l'aisselle du même côté, on constate l'existence d'un souffle doux, aux deux temps, mais bien plus accusé que ce matin.

17 mai.

La température est normale et les allures de l'enfant sont tout autres. Les signes physiques sont à peu près les mêmes qu'hier matin.

Rhum 50 gr. Sulfate de quinine.

18 mai.

L'enfant est toujours sans fièvre, et l'on ne trouve plus qu'un peu de rudesse de la respiration au sommet droit, en arrière et sous l'aisselle : l'expiration encore un peu soufflante sous la clavicule.

19 mai.

L'apyrexie se maintient ; encore un peu de rudesse de la respiration au sommet droit.

21 mai.

Les signes physiques n'ont pas encore complètement disparu bien que l'état général soit des meilleurs ; c'est-à-dire que l'expiration est aujourd'hui un peu soufflante dans la fosse sus-épineuse droite.

30 mai.

L'enfant était complètement guéri et sur le point de partir en convalescence, lorsque, hier matin, 30 mai, il fut pris de fièvre, et déjà l'on trouvait qu'au niveau de la fosse sus-épineuse droite, la respiration était devenue soufflante. Hier soir, T., 40°4, il existait de la submatité au même point et le souffle devenu plus net existait avec du retentissement vocal. Ce matin, pas de changement dans les signes physiques, mais la fièvre paraît beaucoup moindre : P., 100.

Potion avec la digitale.

31 mai. — P., 100.

On retrouve encore dans la fosse sus-épineuse un peu de souffle sans râles.

1er juin.

La température s'est abaissée ce matin mais l'enfant est très-abattu, pâle ; le pouls a quelques irrégularités dues sans doute à l'emploi de la digitale depuis le 30 mai. Néanmoins, le souffle a diminué encore depuis hier.

Supprimez la digitale. Teinture de quinquina.

2 juin.

Les signes physiques ont complètement disparu ; mais l'enfant reste abattu.

Pour terminer, cette fluxion pulmonaire marqua le début d'une fièvre typhoïde dont les symptômes devinrent de plus en plus nets, et qui se termina sans complication.

Le 5 juillet l'enfant partait en convalescence, faible encore, mais complètement guéri.

OBSERVATION XIV. — Soldat Louise, âgée de six ans, entrée le 14 juin 1875 à la salle Sainte-Mathilde n° 21, est d'une santé délicate, mais n'a jamais été malade. Depuis quatre jours ? elle a de la fièvre ; tousse ; a perdu l'appétit ; est constipée ; mais ne souffre ni de la tête, ni du ventre, et n'a pas eu d'épistaxis.

14 juin *soir*. — P., 111. R., 36.

Déjà la fièvre n'est plus vive ; la respiration est calme et régulière ; langue humide, sans enduit ; le ventre est indolore. L'enfant tousse fréquemment ; la toux est sèche mais non quinteuse. Dans la poitrine, râles sibilants et ronflants disséminés. Au sommet gauche, dans la fosse sus-épineuse, existe une très-légère diminution du son à la percussion ; des râles sous-crépitants existent en ce même point accompagnés d'une respiration légèment soufflante, mais tout à fait profondément et dans les plus fortes inspirations seulement.

15 juin. — P., 92.

La nuit a été calme. On trouve seulement ce matin, dans la la fosse sus-épineuse gauche, une respiration plus rude que du côté opposé, et quelques râles sous-crépitants qui avortent. Pas de retentissement vocal appréciable, mais exagération peu marquée des vibrations thoraciques par rapport au côté droit. En avant, il y a faible diminution du son sous la clavicule droite, mais sans autre signe stéthoscopique autre que des râles humides sous les deux clavicules.

16 juin.

Il existe encore de la rudesse d'inspiration au sommet gauche. P., 84.

19 juin.

La respiration est tout à fait pure dans les deux poumons.

20 juin. Exeat.

OBSERVATION XV. — Lemoine Louis, âgé de six ans, est entré le 14 juin 1875, salle Saint-Benjamin, n° 23, il est au troisième jour de sa maladie dont le début a été marqué par de la céphalalgie, des douleurs du ventre, des vomissements et de la diarrhée, agitation très-vive, mais pas d'épistaxis.

14 juin, *soir.* — P., 150. R., 48.

La fièvre est vive ; peau très-chaude ; pouls fréquent. La langue est humide, mais sabburale, et les dents encroûtées de caillots sanguins. Le ventre est douloureux à la pression, surtout au-dessous des fausses côtes droites. Pas de selles depuis l'entrée. La respiration est assez pénible et l'était, paraît-il, beaucoup plus au moment de l'entrée. Dans la poitrine, on trouve de la submatité dans les fosses sus et sous-épineuses, dans l'aisselle et aussi sous la clavicule, à droite. Dans les fosses sus et sous-épineuses, la respiration est seulement rude, tandis que sous l'aisselle et la clavicule, elle est soufflante, sans râles ; quelques râles avortés dans la fosse sus-épineuse : en tous ces points, léger retentissement de la voix et vibrations thoraciques exagérées.

Vomitif. Potion avec poudre de digitale, 10 centigr.

15 juin. — P., 100. R., 26.

Il y a un changement dans les signes physiques en ce sens qu'ils ont subi une légère atténuation, c'est-à-dire que la respiration est à peine soufflante sous la clavicule et dans l'aisselle ; on y entend, surtout en ce dernier point, des râles sous-crépitants.

16 juin. — P., 92.

La rudesse d'inspiration existe à peine et les râles se réduisent à quelques bulles sous l'aisselle droite.

17 juin. — P. 88.

Disparition complète de la rudesse et des râles.

Exeat le 20 juin.

OBSERVATION XVI. — Fortune Henriette, âgée de quatre ans, entrée le 19 octobre 1874, salle Sainte-Mathilde, n° 13, tousse depuis trois semaines, et depuis huit jours a de la diarrhée. C'est depuis deux à trois jours seulement qu'elle a perdu l'appétit, et paraît etre devenue tout à fait malade la nuit précédant le jour de l'entrée. Vomissement.

19 octobre, *soir.* — T., 40°8. R., 52. P., 160.

20 octobre. — P., 152. R., 52. T., 40°.

Langue large, humide, saburrale sur le limbe. Le ventre est

souple, non douloureux à la pression. Toux modérée et grasse. Résonnance égale dans toute la poitrine. On trouve, sous l'aisselle gauche, du souffle, et dans la fosse sus-épineuse droite, une respiration un peu soufflante.

Vomitif. Julep avec poudre de digitale.

Soir. T., 38° 9.

Le 21 octobre. P., 112. R., 24. T., 37° 4.

Il n'est plus même parlé des signes physiques.

Exeat le 29 octobre.

OBSERVATION XVII. — Delemontey Marie-Louise, âgée de cinq ans, entrée le 5 octobre 1874, salle Sainte-Mathilde, n° 9, a eu la rougeole il y a deux mois, et depuis, continue à tousser. Samedi dernier, 3 octobre, elle fut prise de vomissements, fièvre vive, toux fréquente, respiration difficile et constipation.

5 octobre, *soir*. — T., 38°.

6 octobre.

Dans la poitrine, la résonnance est normale ; on y entend, dans toute son étendue, en avant comme en arrière, des sibilances. Dans la fosse sous-épineuse droite, un peu d'expiration prolongée sans diminution du son à la percussion.

Citrate de magnésie : 20 gr.

7 octobre.

Il n'existe plus que quelques sibilances et quelques râles humides seulement dans les efforts de toux.

25 octobre.

Râles de bronchite.

Exeat le 16 novembre.

OBSERVATION XVIII. — Guillaume, âgé de deux ans, entré le 1er juillet 1873, salle Saint-Joseph, n° 6.

Les renseignements manquent absolument sur le début de la maladie. D'après la mère, il aurait eu la scarlatine il y a deux mois et aurait enflé à deux reprises.

2 juillet.

Plus rien à la gorge. La respiration est un peu entrecoupée et à type expiratoire : la toux rare et catarrhale. Légère diminution du son à la percussion dans la fosse sous-épineuse droite, avec quelques râles fins, et par moments, l'expiration est légèrement soufflante, avec retentissement vocal.

Un ipéca.

Soir. — T., 37° I. P., 108.

3 juillet. — P., 96.

Les signes physiques persistent, un peu atténués. Dans les urines, quantité assez considérable d'albumine.

Potion avec kermès : 15 cent., et vésicatoire volant au sommet droit.

4 juillet. — P., 100.

Encore de l'albumine dans les urines.

5 juillet. — P., 120.

On retrouve, dans la fosse sous-épineuse droite, de la rudesse d'inspiration, avec expiration un peu soufflante et quelques bulles humides. Encore un peu d'albumine.

6 juillet.

Respiration rude encore.

7 juillet.

On n'entend plus au sommet que quelques râles. Pas d'albumine dans l'urine.

Le 10 juillet.

Il n'existe plus aucun signe physique de congestion, et l'albumine n'a pas reparu dans les urines.

Exeat le 10 juillet.

OBSERVATION XIX. — Berthe Boisselle, âgée de quatre ans et demi, est entrée le 14 juin 1875, à la salle Sainte-Mathilde, n° 13, pour une rougeole dont la marche fut régulière, et la guérison était faite le 19 juin. Elle contracta, dans le service, une éruption qui, d'abord semblable à la scarlatine, ne fut qu'un eczéma aigu et guérit rapidement.

Mais le 29 juin, au soir, la température s'est élevée brusquement à 40°, sans dyspnée cependant, ni point de côté. On constatait seulement dans la poitrine, au sommet droit et dans l'espace scapulo-rachidien, une expiration soufflante assez nette, sans diminution du son ni exagération des vibrations thoraciques. Toux.

30 juin. — P., 100.

Il existe encore de la fièvre. On entend au niveau de la racine des bronches et de chaque côté de la colonne vertébrale, un bruit d'expiration soufflante, sans râles, également marqué à gauche et à droite, sans retentissement vocal, sans exagération des vibrations thoraciques.

Soir. — La température est tombée à 38°. On constate la même respiration soufflante, mais plus forte à droite qu'à gauche, et, de plus, à droite, les vibrations thoraciques sont légèrement exagérées, et l'autophonie y est sensible.

1er juillet. — T., 37° 4.

Plus de fièvre.

Exeat le 10 juillet.

OBSERVATION XX. — Victorine Noireau, âgée de 10 ans est entrée le 10 juin 1875, salle Sainte-Mathilde n° 30.

L'enfant née de parents bien portants et d'une bonne santé habituelle, a eu seulement la rougeole à l'âge de quatre ans; elle est sujette à s'enrhumer. Elle est malade depuis lundi 27 juin et la maladie a débuté par du malaise, de la céphalalgie, avec hébétude, douleurs de ventre et diarrhée qui ont disparu depuis. Soif vive et toux.

28 juin, *soir.* — P., 114. R., 27. T., 40° 5.

La fièvre est vive; la peau chaude; face rosée; pas d'hébétude; la langue est rose et humide. La respiration paraît un peu gênée, et, dans la poitrine, en un point assez circonscrit de l'espace scapulo-rachidien gauche tout à fait contigu à la colonne vertébrale, existe une légère obscurité du son à la percussion, souffle très-doux mais très-net, surtout à l'inspiration avec retentissement vocal et exagération des vibrations thoraciques. Dans la région symétrique du côté droit, on entend aussi de l'expiration soufflante sans aucun des autres signes existant à gauche. A la base gauche, la sonorité paraît un peu diminuée mais sans faiblesse du murmure vésiculaire et sans bruit anomal. Rien au cœur.

29 juin, *matin.* — P., 102. R., 26.

La langue est pâteuse; l'haleine fétide; inappétence. Selles diarrhéiques depuis hier mais ventre plat. La différence de son entre les deux côtés est insaisissable ce matin et le souffle inspiratoire aux deux temps est également marqué à gauche et à droite ainsi que le retentissement vocal et les vibrations thoraciques. Quelques sibilances dans les efforts de toux.

Citrate de magnésie 20 gr.

30 juin. — P., 108, T., 39°5.

La langue reste pâteuse, le ventre indolore ; mais les selles liquides et involontaires persistent. On retrouve encore l'inspiration et l'expiration un peu soufflantes au sommet gauche, et rudesse de la respiration à droite.

Soir. — P., 99.

1er juillet. — P., 76.

Langue toujours pâteuse, moins rouge à la pointe. Le ventre plat est un peu douloureux à la pression.

2 juillet.

La température s'abaisse chaque jour régulièrement. La langue est complètement nettoyée. L'enfant tousse encore et l'on trouve toujours, dans l'espace scapulo-rachidien gauche, une respiration soufflante, mais faiblement, aux deux temps.

3 juillet, *soir.*

C'est à peine si à la racine des bronches la respiration est un peu plus ample qu'ailleurs.

10 juillet, *soir.*

Aucun phénomène nouveau n'est apparu. Dans les deux fosses sus-épineuses et les espaces scapulo-rachidiens, aucun bruit anomal, ni retentissement vocal, ni exagération des vibrations thoraciques.

On a eu donc affaire ici à une congestion pulmonaire survenue dans le cours d'une synoque.

Exeat, 10 juillet 1875.

OBSERVATION XXI. — Jeanne Boudios, âgée de dix ans est entrée le 1er juillet 1875, salle Sainte-Mathilde n° 25. L'enfant a eu la scarlatine et la rougeole. Depuis trois semaines elle est malade, c'est à dire qu'elle a commencé à tousser. Depuis samedi, 26 juin, la toux est plus fréquente, la fièvre s'est déclarée. Elle a perdu l'appétit.

1er juillet, *soir.* — P., 99.

L'enfant tousse peu et la fièvre est modérée. Dans la poitrine, les signes se réduisent à une expiration légèrement soufflante au niveau de l'angle de l'omoplate gauche, sans diminution du son. Dans la fosse sus-épineuse droite, légère obscurité du son et respiration un peu plus rude avec expiration plus prolongée qu'à gauche, et légère exagération des vibrations thoraciques. De même, sous la clavicule droite, l'expiration est soufflante et prolongée et les vibrations thoraciques un peu plus marquées qu'à gauche. Sibilances. Rien au cœur.

3 juillet.

C'est à peine si l'on trouve ce matin quelques sibilances dans les efforts de la toux. Sous la clavicule droite, dans les fortes inspirations, on entend quelque bulles humides. Pas de fièvre. Fonctions digestives en bon état.

Julep gommeux avec sirop diacode.

7 juillet.

L'enfant tousse encore d'une toux sèche et la voix est un peu voilée. Les signes physiques du sommet droit n'ont pas encore complètement disparu.

10 juillet.

Part guérie en convalescence.

OBSERVATION XXII. — Mancel Constant, âgé de dix ans, est entré le 25 février 1873 dans le service de M. Bergeron, salle Saint-Joseph n° 14. L'enfant est né de parents d'une mauvaise santé : le père est rhumatisant et la mère d'une faible constitution ; il habite un logement humide et jouit d'une nourriture insuffisante. Il a déjà eu une fièvre éruptive indéterminée : de plus il a été atteint, il y a trois mois, d'une attaque de rhumatisme. Depuis un mois il est souffreteux, tousse assez fréquemment surtout le soir, et se plaint de douleurs dans le côté, à l'épigastre, et de céphalalgie. Constipation habituelle.

25 février, *soir*. — P., 120. T., 39°.

L'enfant est pâle : l'appétit complètement perdu. La langue n'est pas saburrale. On constate une diminution appréciable du son dans tout le côté droit de la poitrine, en arrière ; en ce point, il existe du souffle qui prend même un timbre légèrement amphorique au niveau de l'angle inférieur de l'omoplate, sans autres râles que quelques bulles humides apparaissant dans les efforts de toux. Les vibrations thoraciques sont exagérées.

26 février. — M. : P., 100. T. 37° 5. R., 44. S. : 37° 4. P. 90.

La fièvre est complètement tombée : la nuit a été bonne : la respiration est calme et silencieuse. Langue rose et humide sans enduit. On trouve seulement une légère diminution du son à la percussion dans les fosses sus et sous-épineuses droites avec une expiration prolongée, des sibilances et des râles humides que l'on retrouve d'ailleurs dans tout le reste de la poitrine. Sous l'aisselle du même côté la diminution du son est très-accusée, et, à ce niveau, souffle inspiratoire avec quelques bulles humides et bronchophonie.

Vomitif, tartre stibié. Potion avec poudre de digitale 0,20.

27 février. — P., 106. T., 38. R., 40.

On retrouve seulement ce matin de la diminution du son au sommet, et plus encore dans la région axillaire droite. En ces points, le murmure vésiculaire est obscur, mais il n'y a plus trace de souffle même dans les efforts de toux ; encore une légère exagération des vibrations thoraciques, et dans les fortes inspirations, bouffées de râles sous-crépitants à la base droite et sous l'aisselle du même côté.

Soir. — T., 39° P., 120

28 février.

Il reste seulement au sommet entre la fosse sus-épineuse et l'aisselle une légère obscurité du son avec quelques râles discrets.

1er mars.

Il n'est plus question des signes physiques du côté du poumon, mais l'enfant se plaint de mal de gorge.

6 mars.

Hier soir, il y a eu une ascension considérable dans le pouls et la température (P., 134. T., 39° 9) qui d'ailleurs n'a pas cessé de rester plus élevée le soir, en même temps que l'enfant toussait rauque et continuait à se plaindre de la gorge et du larynx. Dans la poitrine, le son est de nouveau obscur au sommet droit et sous l'aisselle du même côté où existe manifestement du souffle dans les fortes inspirations.

Vomitif. Digitale.

7 mars. — M. P., 116. R., 36. T., 38° 4. — S. P., 114. T., 39° 6.

Il existe de la rougeur avec tuméfaction œdémateuse de tout le pourtour de l'isthme avec un ganglion sous-maxillaire droit très-volumineux. Dans les efforts de toux, on retrouve encore du souffle avec des bouffées de râles sous-crépitants.

8 mars. — M. P., 104. T., 38° 2. — S. T., 38° 7.

La teinte rouge du pourtour de l'isthme est encore très-foncée mais le gonflement a considérablement diminué. Il est apparu sur le tronc un érythème ponctué à la partie supérieure qui est formé de taches rubéoliformes en bas. Il n'existe plus que de la respiration soufflante : pas de souffle sous l'aisselle.

9 mars. — M. P., 100. T., 37° 4. — S. 38° 3.

La luette conserve une teinte rouge-brique, et le ganglion sous-maxillaire droit est énormément tuméfié : mais il ne reste plus de trace de l'éruption. Dans la poitrine, plus de respiration soufflante ; quelques bulles humides seulement.

10 mars. — P., 94. T., 37° 2. — *Soir*. T. 37° 6.

Quelques râles encore dans les efforts de toux énergiques.

11 mars.

Plus de trace ni de souffle, ni de râles. Pas de desquamation.

27 mars.

L'enfant était guéri, mais une imprudence a eu immédiatement des suites funestes. La fièvre a reparu ce matin P., 136. T. 40° 1, avec une toux rauque. La voix n'est pas éteinte : il n'y a pas de rougeur de la gorge. Sous l'aisselle droite, on entend très-nettement du souffle avec des bulles humides très-éclatantes.

Dès le 28 mars, on constatait de nouveau, les signes manifestes d'une angine avec engorgement du ganglion sous-maxillaire : et le 30, apparaissait sur tout le corps une éruption ayant tous les caractères de la scarlatine, qui pâlit le 1er avril, en même temps que la température s'abaisse pour se relever presqu'aussitôt ; car les signes de pneumonie n'ont cessé d'augmenter à partir du 27 mars : souffle intense, râles éclatants, qui bientôt font place à un véritable souffle amphorique avec râles semblables au gargouillement, et le 14 avril l'enfant succombe aux progrès de cette pneumonie qui, d'une part, avait évidemment passé à la période d'hépatisation grise, et d'autre part avait fini par envahir même le poumon gauche.

Il est à regretter que l'autopsie n'ait pas été faite.

OBSERVATION XXIII. — Piron Théophile, âgé de trois ans, entré le 25 avril 1873, salle Saint-Joseph, n° 11, hôpital Sainte-Eugénie, service de M. Bergeron.

L'enfant, né de parents délicats, est d'une bonne santé habituelle : il a eu la rougeole à quatorze mois et il y a un mois une bronchite dont il a guéri complètement. Il n'habite pas un endroit humide. Samedi dernier, à la suite d'un bain, il a commencé à accuser du malaise, fut pris de fièvre avec toux grasse, quinteuse et douleurs abdominales : dyspnée assez intense, mais pas d'epistaxis, vomissements et diarrhée. Aucun traitement.

25 avril, *soir*. — T., 39° 1.

L'enfant ne parait pas souffrir. La toux est rare, et catarrhale; la langue un peu blanche. A la percussion, diminution du son dans la fosse sous-épineuse droite, et l'aisselle du même côté : la sonorité est normale en avant. A l'auscultation, dans les inspirations ordinaires on perçoit, mais non constamment, dans un point limité, tout contre le rachis et au niveau de l'angle inférieur de l'omoplate, une expiration soufflante accompagnée de râles ronflants et muqueux dans les efforts de toux.

26 avril. — P., 132, T.: M., 38°, S., 40°.

Langue rose et humide : pas de diarrhée. On constate, ce matin de la submatité dans la fosse sous-épineuse gauche, et au meme point l'oreille perçoit un bruit d'expiration soufflante avec quelques bulles humides. A droite, au contraire, la résonnance est meilleure qu'à gauche, au sommet : mais dans le tiers inférieur, il existe de la submatité : et dans les deux tiers inférieurs on entend un souffle doux et voilé, avec bouffées de râles fins dans les inspirations profondes de la toux. Les vibrations thoraciques sont nulles à gauche comme à droite. En avant, la résonnance est un peu exagérée sous la clavicule droite.

Ipeca. Six ventouses sèches en arrière et à droite.

27 avril.

A droite, c'est par moments et avec peine que l'on perçoit un peu de souffle à l'expiration : d'ailleurs la sonorité reste moindre. P. 104. T. m., 37°2, S., 37°1.

28 avril. — T. 36°8, P., 120.

Obscurité du son au sommet droit et en arrière, avec respiration faiblement soufflante dans quelques fortes inspirations. Pas de râles.

29 avril. — P., 104, T. m., 37°, S., 37°4.

Il reste encore une très-légère diminution du son au sommet droit, et dans les efforts de toux, de la rudesse d'inspiration, sans aucun râle.

1er mai.

Percussion et auscultation négatives. Exeat.

9 mai.

L'enfant était sorti de l'hôpital complètement guéri ; mais le lendemain même, il était repris de toux. Hier matin, 8 mai, l'enfant fut pris d'un accès de fièvre qui n'a pas diminué ; de toux plus fréquente et quinteuse ; symptômes qui ont déterminé la mère à l'amener à l'hôpital. Au moment de l'entrée, l'enfant est triste, abattu ; la face vultueuse ; le pouls fort. Langue saburrale. Inappétence ; diarrhée qui a commencé dès le jour de sa sortie. Toux fréquente et quinteuse, sans expectoration. — Aucun traitement n'a été fait.

9 mai, *soir*. — P., 120. T., 38°8.

La percussion fait constater une diminution du son en arrière et dans la partie supérieure des deux poumons. L'expiration est rude à gauche. Les efforts de toux déterminent l'explosion de nombreux râles humides, à grosses bulles, dans les deux poumons et en arrière. En avant, au contraire, les râles sont bien moins nombreux.

10 mai. — P., 116. T. S., 37°4.

Dans les efforts de toux, l'inspiration est soufflante, et l'expiration rude, au sommet gauche.

Julep gommeux.

11 mai.

L'enfant est sans fièvre (T., s., 37°4) ; la rudesse d'expiration persiste, mais tous les râles ont disparu.

12 mai. — P., 108.

Kermès. Badigeonnage à la teinture d'iode.

Soir. — P., 116. T., 39°.

13 mai. — P., 120.

14 mai. — P., 120. T., 39°.

La fièvre a reparu et l'on trouve aujourd'hui, dans la région scapulo-vertébrale gauche, une inspiration rude dans les efforts de toux, avec quelques bulles humides.

Vomitif : ipéca. Julep avec poudre de digitale, 15 cent.

15 mai.

L'ipéca a amené peu de vomissements, mais la température s'est abaissée (P., 104, T., 38°5). On trouve comme seul signe physique, la respiration plus rude à gauche que dans le côté opposé.

Soir. — P., 124. T., 40°4.

La température a monté sans autre cause que la visite des parents. Aucun changement dans les signes physiques.

16 mai, ainsi que le 17, le 18 et le 19. l'enfant est tout à fait sans fièvre, et c'est à peine si l'on entend encore la respiration plus rude au sommet gauche.

20 mai. — P., 144. T., 39°8.

La fièvre s'est allumée de nouveau ce matin et assez vive. La rudesse d'inspiration du sommet gauche manque ce matin. A la base droite, diminution du son ; la respiration y est soufflante avec quelques râles profonds, sous-crépitants et humides. Les vibrations thoraciques ne sont perçues ni d'un côté, ni de l'autre.

Digitale.

Soir. — P., 102. T., 37°7.

21 mai. — M. : P., 156. T., 40°2. — S. : P., 120. T., 39°4.

22 mai. — M. : T., 39°3. P., 142. — S. : P., 144. T., 39°6.

La diminution du son est beaucoup plus marquée à la base droite ; la respiration y est obscure, profonde : elle devient soufflante à l'union du tiers moyen avec le tiers inférieur, avec quelques bulles très-discrètes ; l'exagération des vibrations thoraciques est très-nette en ce point, tandis qu'elles manquent au-dessous dans toute la base.

Digitale, 20 centigr. — Vésicatoire volant à la base droite.

23 mai. — M. P., 108. T., 37°6 ; — S. P., 108. T. 37°7.

On ne retrouve plus ce matin le souffle de la région moyenne droite.

24 mai. — M. P., 104. T., 37°3. — S. P., 144. T. 38°7.

Submatité persistante à la base gauche ; et l'expiration très-faiblement soufflante à la région moyenne avec quelques sibilances dans les efforts de toux.

Térébenthine : 1 gr.

25 mai. — M. P., 100. T., 37°6. — S. P., 108. T., 38°2.

26 mai. — M. P., 88. T., 37°5. — S. P., 108. T. 37°6.

27 mai. — M. P., 108. T., 37°8. — S. P., 120. T., 37°8.

28 mai. — M. P., 100. T., 37°9. — S. P., 108. T., 37°7.

On retrouve encore au sommet droit les signes constatés déjà il y a quelques jours, mais non notés, c'est-à-dire, submatité avec expiration soufflante et quelques râles humides.

29 mai. — M. P., 100. T., 38°. — S. P., 144. T., 40°8.

Cette reprise subite de la fièvre peut être expliquée par une indigestion, suite d'excès de nourriture.

30 mai. — M. P., 140. T. 39°. — S. P., 132. T., 39°8.

Aucun signe stethoscopique nouveau.

31 mai. — M. P., 108. T., 38°4. — S. P., 120. T., 39°4.

1er juin. — M. P., 96. T., 37° 1. — S. P. 100. T., 37° 2.

Il est fort probable que du 28 au 30 mai, l'enfant a eu une nouvelle poussée congestive; mais le peu de mention qu'il est fait des signes physiques dans l'observation, montre que l'auscultation et la percussion n'ont peut-être pas été faites avec le même soin que les jours précédents.

2 juin. — M. P., 92. T., 37° 2. — S. T., 37° 2.

Légère amélioration dans les signes physiques, en ce sens que la diminution du son dans les fosses sus et sous-épineuses droites est moindre, et l'expiration soufflante ne s'entend que dans les inspirations profondes de la toux, sans râles.

3 juin. — M. P., 94. T. 37° 3. — S. P., 110. T., 37° 3.

4 juin. — M. P., 94. T., 37° 2. — S. P., 132. T., 38° 8.

Même diminution de la sonorité, mais l'expiration soufflante a beaucoup diminué encore.

Soir.

L'enfant est maussade; la respiration est fréquente, dyspnéique; très-incomplète; sueurs frontales. Il se plaint d'une gêne à l'épigastre. Aucun signe stéthoscopique nouveau.

5 juin. — M. P., 160. R., 64. T., 40°. — S. P., 144. T. 40° 6.

Les signes physiques ne sont pas en rapport avec la dyspnée extrême; la respiration d'une grande fréquence est entre-coupée. Pris dans l'ensemble, tout le côté droit est moins sonore à la percussion que le gauche. De plus, la respiration soufflante, qui avait presque disparu dans les fosses sus et sous-épineuses droites, s'entend exagérée; mais il existe aussi une respiration soufflante sous l'aisselle, accompagnée de bulles très-fines et discrètes. A la base du même côté, la respiration est rude, sans râles, ni souffle.

Vomitif. Julep avec poudre de digitale 15 centigr.

6 juin. — M. P., 131. R., 44. T., 38° 2. — S. P., 144. T., 39° 4.

La respiration moins fréquente est aussi moins entrecoupée qu'hier. La pommette droite très-injectée et très-chaude. L'enfant respire mal; aussi, est-ce à grand'peine que l'on retrouve la respiration soufflante et quelques râles au sommet droit, en arrière et sous l'aisselle.

7 juin. — M. T., 37°. — S. P., 96. T., 37° 1.

Mêmes signes physiques. Râles humides sous l'aisselle droite.

8 juin. — M. P., 92. T., 37°. — S. P., 84. T., 37°.

9 juin. — M. P., 108. T., 37° 5.

La résonnance est plus satisfaisante au sommet droit; on n'y retrouve, ce matin, qu'un peu plus de rudesse de l'inspiration. Plusieurs selles diarrhéiques.

Suspendez la digitale.

Soir. — P., 144. T., 40° 3.

L'enfant est très-maussade; les pommettes rouges. Respiration très-fréquente, irrégulière, dyspnéique, à type expiratoire. Comme seuls signes physiques, râles crépitants fins, mais fugitifs à la partie supérieure de la fosse sous-épineuse droite.

10 juin. — M. P., 156. R., 52. T., 40°. — S. P., 150. T., 39° 6.

La pommette droite est colorée et chaude. On constate de nouveau de l'obscurité du son à la percussion dans tout le côté droit en arrière; et partout où existe cette diminution, l'oreille perçoit du souffle avec des râles sous-crépitants; mais ces derniers signes sont peu marqués, probablement à cause de la brièveté des inspirations.

Vomitif. Potion avec poudre de digitale. Ventouses sèches.

11 juin. — M. P., 134. T., 38° 6. — S. P., 132. T., 39° 9.

Les signes physiques n'ont pas varié; le souffle et les râles se perçoivent surtout dans les efforts de toux.

12 juin. — M. P., 100. T., 37°. — S. P., 90. T., 36° 2.

La résonnance est presque entièrement revenue; le souffle et les râles ont disparu; et l'on ne trouve que des sibilances et des bulles humides.

Supprimez la digitale. Sulfate de quinine 30 centigr.

13 juin. — M. P., 88. T., 36° 6. — S. P., 96. T., 37° 9.

Respiration très-pure; un peu plus de rudesse au sommet droit qu'à gauche.

Sulfate de quinine 20 centigr.

14 juin. — M. P., 84. T., 36° 8. — S. P., 96. T., 37° 1.

15 juin. — M. P., 88. T., 37° 9. — S. P., 104. T., 37° 2.

L'enfant n'ayant pas pris toute sa dose de sulfate de quinine, on l'administrera en lavements.

16 juin. — M. P., 144. T., 38° 6.

L'auscultation ne donne qu'un peu d'expiration soufflante dans la fosse sus-épineuse droite; mais, en général, la résonnance est moindre dans tout le côté droit.

Lavement au sulfate de quinine.

Soir. — P., 156. R., 60. T., 40°4.

Dyspnée très-marquée; sueurs de la face. On entend des râles crépitants disséminés dans toute la hauteur du poumon.

17 juin. — M. P., 150. T., 39°4. — S. P., 156. T., 40°.

Dans toute la hauteur du poumon droit, râles sous-crépitants très-humides sans souffle; et persistance de l'expiration soufflante au sommet du même côté.

18 juin. — M. P., 116. T., 37°6. — S. P., 102. T., 37°3.

Les râles ont disparu dans toute la hauteur du poumon droit; mais pas de changement dans le sommet droit.

Potion avec arséniate de soude 25 milligr.

22 juin. — M. P., 132. T., 38°. — S. P., 136. T., 38°1.

Les signes physiques n'ont pas varié, et ne paraissent pas se ressentir de la nouvelle élévation de la courbe, qui est d'ailleurs très-modérée, et beaucoup moins brusque que dans les crises précédentes.

30 juin.

Dans les efforts de toux, on retrouve, dans tout le côté droit de la rudesse d'inspiration et quelques râles sous-crépitants.

12 juillet.

La différence de son entre les deux fosses sus-épineuses est presque inappréciable; et la rudesse d'inspiration avec l'expiration soufflante existent, mais faiblement à droite. La température se maintient toujours depuis dix-sept jours au-dessous de 38°, mais en indiquant tous les trois à quatre jours une très-légère tendance à l'élévation.

Enfin, *le 3 août* l'enfant sortait complétement guéri, sans avoir présenté de nouvelles poussées congestives, et M. Bergeron termine par la note suivante.

« Au niveau de la fosse sus-épineuse droite, l'obscurité du son, le bruit d'expiration et le retentissement vocal persistent très-faiblement; mais l'amélioration extraordinaire qui s'est produite dans l'état général de l'enfant, l'absence complète de fièvre autorisent à penser qu'il ne s'agit là que d'une induration plastique consécutive à ces congestions répétées, et sans infiltration caséeuse.

« Néanmoins : *Caveat medicus!* »

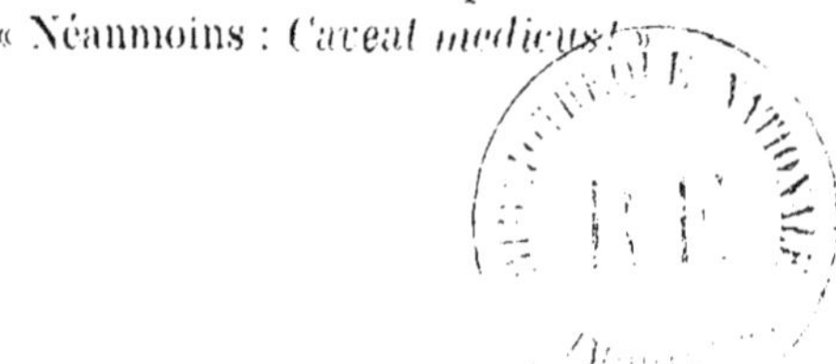

QUESTIONS

SUR LES DIVERSES BRANCHES DES SCIENCES MÉDICALES.

Anatomie et histologie normales. — Aponévroses de l'abdomen.

Physiologie. — De la digestion intestinale. Du suc pancréatique.

Physique. — Courants thermo-électriques, thermo-multiplicateurs.

Chimie. — De l'ammoniaque; ses propriétés, sa préparation; action des acides sur l'ammoniaque.

Histoire naturelle. — Des racines; leur structure, leurs tendances, leurs différentes modifications; des bulbes; des bulbilles; des tubercules. Caractères qui distinguent les racines des rhizomes.

Pathologie externe. — Enumérer les tumeurs de l'orbite; en indiquer les signes différentiels.

Pathologie interne. — Des concrétions sanguines dans le système artériel.

Pathologie générale. — De la fièvre.

Anatomie et histologie pathologiques. — Des lésions de la dyssenterie.

Médecine opératoire. — Des appareils employés pour le redressement du membre dans le cas de pied bot.

Pharmacologie. — Des altérations que les médicaments officinaux peuvent éprouver par l'action de l'air, de l'humidité, du froid et de la chaleur. Quels sont les différents moyens employés pour leur conservation?

Thérapeutique. — Des indications de la médication astringente.

Hygiène. — Des boissons aromatiques.

Médecine légale. — Empoisonnement par l'alcool. Comment est isolé l'alcool du sang?

Accouchements. — De l'influence de la grossesse sur la marche des maladies qui la compliquent.

Vu : le Doyen de la Faculté,	Vu : le Président de la Thèse,
A. VULPIAN.	G. SÉE.
	Vu et permis d'imprimer,
Le Secrétaire de la Faculté,	Le Vice-Recteur de l'Académie de Paris,
A. PINET.	A. MOURIER.

Paris. — Imp. Bodouneau, Posson, S., 17, rue Bouchardon

www.ingramcontent.com/pod-product-compliance
Lightning Source LLC
LaVergne TN
LVHW050424160826
845677LV00002BA/531

* 9 7 8 2 3 2 9 6 9 7 6 2 8 *